DŽIAUGSMO VAIVORYKŠTĖS DUŠĖLIAI

Pamaitinkite savo kūną 100 spalvingų ir maistinėmis medžiagomis pripildytų dubenėlių

Sonata Zmuidaitė

Autorių teisių medžiaga © 2024 m

Visos teisės saugomos

Jokia šios knygos dalis negali būti naudojama ar perduodama jokia forma ar bet kokiomis priemonėmis be tinkamo rašytinio leidėjo ir autorių teisių savininko sutikimo, išskyrus trumpas citatas, naudojamas apžvalgoje. Ši knyga neturėtų būti laikoma medicininių, teisinių ar kitų profesionalių patarimų pakaitalu.

TURINYS _

TURINYS _ 3
ĮVADAS 7
VAIVORYKŠTĖS VAISIŲ DUBELIAI 9
1. KOKOSO ARBŪZO DUBUO 10
2. VITAMINAS BOOST AÇAÍ BOWL 12
3. GOJI BERRY ATOGRĄŽŲ KOKTEILIŲ DUBUO 14
4. AÇAÍ VYŠNIŲ KOKTEILIŲ DUBUO 16
5. AÇAÍ DUBUO SU JŪROS SAMANOMIS 18
6. AÇAÍ MANGO MACADAMIA BOWL 20
7. FLOWER POWER BRAZILIAN AÇAÍ BOWL 22
8. KOKOSO KVINOJOS PUSRYČIŲ DUBENYS 24
9. KOKOSŲ ACAI DUBUO 26
10. AÇAÍ UOGŲ DUBUO SU CITRINŽOLIŲ UŽPILU .. 28
11. KOKOSO KIVIŲ DUBUO 30
12. KOKOSŲ VYŠNIŲ DUBUO 32
13. AÇAÍ DUBUO SU KOPŪSTŲ MIKROŽALUMYNAIS .. 34
14. AÇAÍ DUBUO SU BRAZILIŠKU RIEŠUTU P 36
15. AÇAÍ UOGŲ DUBUO SU GRANATAIS 38
16. ŽALIAS MATCHA BOWL 40
17. AÇAÍ DUBUO SU BANANAIS IR KOKOSU 42
18. VARŠKĖS VAISIŲ DUBUO 44
19. KOKOSŲ UOGŲ KOKTEILIŲ DUBUO 46
20. SKVOŠO GOJI DUBENYS 48
21. GOJI SUPERMAISTO JOGURTO DUBUO 50
22. GOJI UOGŲ KOKTEILIŲ DUBUO 52
23. KOKOSŲ UOGŲ DUBUO 54
24. BUDOS UOGŲ DUBUO 56
25. GOJI UOGŲ JOGURTO DUBUO 58

26. KOKOSO PERSIKŲ DUBUO..60
27. ŠOKOLADINIS BUDOS DUBUO..62
28. GOJI BERRY CHIA PUDINGO DUBUO..64
29. PITAYA BANANŲ DUBUO..66
30. KOKOSINIS ANANASŲ DUBUO..68
31. DRAKONO VAISIŲ IR GRANOLOS JOGURTO DUBUO..70
32. DRAKONO VAISIŲ IR KIVIŲ SALOTOS..72
33. PITAYA UOGŲ DUBUO...74
34. PITAYA GREEN BOWL..76
35. ŽALIASIS AVOKADO DUBUO...78
36. KOKOSŲ PAPAJOS DUBUO...80
37. BUDOS TROPINIS DUBUO..82
38. BUDOS ŽEMĖS RIEŠUTŲ SVIESTO DUBUO..84
39. KOKOSO MANGO DUBUO..86
40. OBUOLIŲ PYRAGO FARRO PUSRYČIŲ DUBENYS..88
41. GRANATŲ IR FREEKEH TABBOULEH DUBENYS..90
42. VITAMINO C PAPAJOS DUBENYS..92
43. GOJI UOGŲ AVIŽINIŲ DRIBSNIŲ DUBUO...94
44. ŽALIAS AÇAÍ DUBUO SU VAISIAIS IR UOGOMIS...96
45. BUDOS ŽALIAS DUBUO...98
46. GREEN POWER FRUIT BOWL...100
47. ŽEMĖS RIEŠUTŲ SVIESTO BANANŲ DUBUO...102
48. ŠOKOLADO BALTYMŲ DUBUO...104
49. TOFU UOGŲ DUBUO...106
50. ŽALIOJI DEIVĖS VAISIŲ DUBUO..108
VAIVORYKŠTĖS VAISIŲ SALOTOS..110
51. EGZOTIŠKŲ VAISIŲ SALOTOS...111
52. ŠVENTINĖS VAISIŲ SALOTOS...113
53. VAISIŲ SALOTOS ŽIEMĄ..115
54. KREMINĖS TROPINIŲ VAISIŲ SALOTOS...117
55. FILIPINIEČIŲ STILIAUS VAISIŲ SALOTOS...119

56. HAUPIA SU EGZOTIŠKŲ VAISIŲ SALOTOMIS 121

57. AMBROSIA VAISIŲ SALOTOS 124

58. VAISIŲ SALOTOS SU MĖTŲ PADAŽU 126

59. ŠRI LANKOS VAISIŲ SALOTOS 128

60. MIMOZOS VAISIŲ SALOTOS 130

61. MOJITO VAISIŲ SALOTOS 132

62. MARGARITOS VAISIŲ SALOTOS 134

63. VAISIŲ IR RIEŠUTŲ RYŽIŲ SALOTOS 136

64. VAISIŲ SALOTOS SU RIEŠUTAIS 138

65. VAISIŲ PARFĖ SALOTOS 140

VAIVORYKŠTĖS VEGGIE SALOTŲ DUBELIAI 142

66. VAIVORYKŠTĖS SALOTOS 143

67. NASTURČIŲ IR VYNUOGIŲ SALOTOS 146

68. PANSY SALOTOS 148

69. ŽALIOSIOS SALOTOS SU VALGOMOMIS GĖLĖMIS 150

70. VASAROS SALOTOS SU TOFU IR VALGOMOMIS GĖLĖMIS 152

VAIVORYKŠTĖS POKE DUBELIAI 155

71. DRAGON FRUIT IR SALMON POKE BOWL 156

72. HAVAJŲ AHI POKE 158

73. TUNO POKE DUBENYS SU MANGAIS 160

74. AŠTRUS TUNAS POKE BOWL 163

75. „SHOYU" IR „SPICY MAYO SALMON POKE BOWL" 166

76. KALIFORNIJOS IMITACINIAI „CRAB POKE" DUBENYS 169

77. AŠTRŪS „CRAB POKE" DUBENYS 171

78. KREMINIAI „SRIRACHA" KREVEČIŲ DUBENYS 174

79. ŽUVIES IR WASABI POKE BOWL 177

80. KETO AŠTRUS AHI TUNA POKE BOWL 180

81. LAŠIŠA IR KIMCHI SU MAYO POKE 182

82. KIMCHI LAŠIŠOS KIŠENĖ 184

83. KEPTI TUNO POKE DUBENYS 186

VAIVORYKŠTĖS SUSHI DUBELIAI 189

84. ORANŽINIAI SUŠI PUODELIAI 190
85. SUŠIŲ DUBENĖLIS 193
86. KIAUŠINIŲ, SŪRIO IR ŽALIŲJŲ PUPELIŲ SUŠIŲ DUBUO 195
87. PERSIKŲ SUŠIŲ DUBUO 197
88. RATATOUILLE SUŠIŲ DUBUO 199
89. TRAŠKUS KEPTAS TOFU SUŠIŲ DUBUO 201
90. AVOKADŲ SUŠIŲ DUBUO 204
VAIVORYKŠTĖS BUDO DUBELIAI 206
91. TOFU DUBENYS SU BRIUSELIO KOPŪSTAIS 207
92. LĘŠIŲ IR RŪKYTOS LAŠIŠOS NIÇOISE DUBENYS 210
93. RŪKYTOS LAŠIŠOS IR SOBA MAKARONŲ DUBENYS 213
94. MAROKO LAŠIŠOS IR SOROS DUBENYS 215
95. TAILANDIETIŠKI KOKOSO KARIO DUBENYS 218
96. VEGETARIŠKI SUŠIŲ DUBENYS 221
97. ŽIEDINIAI KOPŪSTAI FALAFEL POWER BOWLS 224
98. JUODOSIOS PUPELĖS IR „CHORIZO" DUBENYS 227
99. SLOW COOKER CONGEE PUSRYČIŲ DUBENYS 230
100. GRIKIŲ IR JUODŲJŲ PUPELIŲ PUSRYČIŲ DUBENYS 233
IŠVADA 235

ĮVADAS

Sveiki atvykę į "DŽIAUGSMO VAIVORYKŠTĖS DUŠĖLIAI" - kulinarinį nuotykį, kuris pranoksta kasdienybę ir kviečia į pasaulį, kuriame kiekviena jūsų lėkštėje esanti spalva žada tiek mitybą, tiek gryną malonumą. Visuomenėje, kuriai dažnai būdingas greitas gyvenimo tempas ir greitas valgymas, šie vaivorykštės dubenys yra džiaugsmo švyturys - švenčiama maitinamoji galia, randama gyvybingame gamtos gėrybių spektre.

Įsivaizduokite, kad žengiate į virtuvę, kurioje ryškūs šviežių produktų atspalviai sukuria akinančią paletę, o kiekvienas ingredientas yra teptuko potėpis sveiko valgio drobėje. "Džiaugsmo vaivorykštiniai dubenys" - tai ne tik receptų rinkinys; jie yra odė džiaugsmui, kurį sukelia įvairūs ingredientai , kurių kiekvienas unikaliai prisideda prie jūsų gerovės.

Šioje kulinarijos knygoje leidžiamės į kelionę po skonius ir spalvas, tyrinėdami kiekvieno ingrediento teikiamą maistinę vertę. Kiekvienas dubuo yra kulinarinis šedevras, tekstūrų ir skonių simfonija, kuri ne tik pasotina apetitą, bet ir maitina kūną iš vidaus.

Nesvarbu, ar esate žmogus, gerai išmanantis sveikos mitybos pasaulį, ar naujokas, norintis ištirti džiaugsmingos mitybos galimybes, ši kulinarijos knyga yra jūsų vadovas. Kartu pasinerkime į pasaulį, kuriame kiekvienas dubenėlis yra šventė, kiekvienas ingredientas – gyvybingumo šaltinis, o kiekvienas kąsnis – gryno džiaugsmo akimirka.

Taigi, atvira širdimi ir apetitu tiek spalvoms, tiek mitybai, tegul „Džiaugsmo vaivorykštinių dubenėlių" puslapiai tampa jūsų įkvėpimu. Tegul jūsų virtuvė būna pripildyta gyvybingumo ir gėrio, kuris kyla iš skonių vaivorykštės. Štai džiaugsmingas gyvenimas, po vieną spalvingą dubenį!

VAIVORYKŠTĖS VAISIŲ DUBELIAI

1. Kokoso arbūzo dubuo

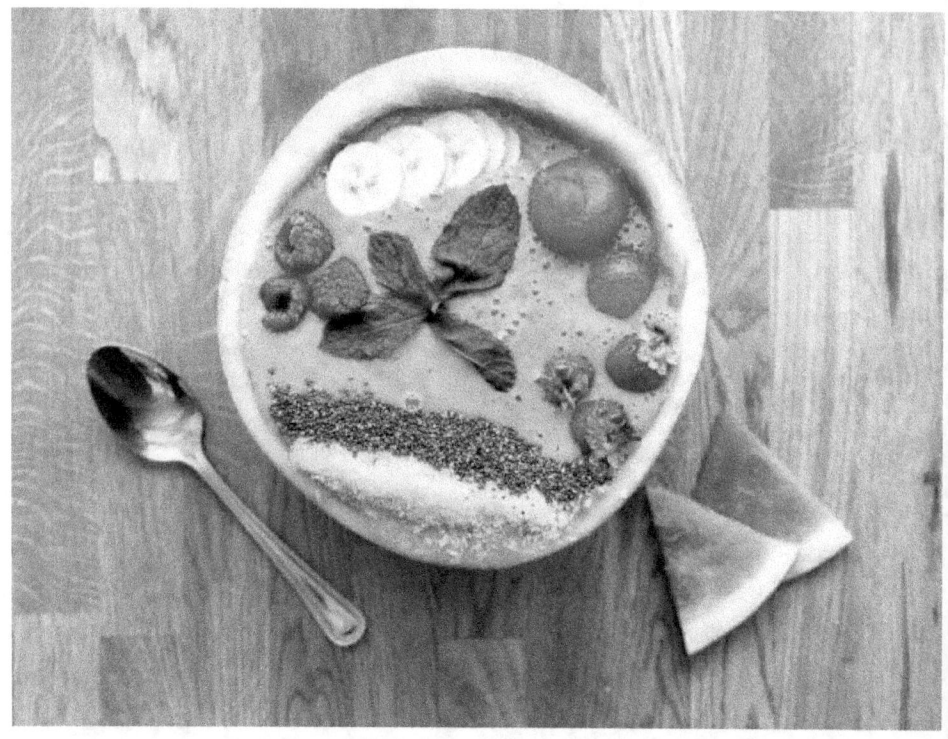

INGRIDIENTAI:
- 1 puodelis šaldytų arbūzo gabalėlių
- 1/2 puodelio kokoso pieno
- 1/2 šaldyto banano
- 1 valgomasis šaukštas mėtų lapelių
- Priedai: pjaustytas bananas, šviežio arbūzo gabaliukai, kokoso skeveldros ir granola.

INSTRUKCIJOS

a) Šaldytus arbūzo gabaliukus, kokosų pieną, šaldytus bananus ir mėtų lapelius sutrinkite trintuvu iki vientisos masės. Supilkite mišinį į dubenį ir sudėkite priedus.

2. Vitaminas Boost Açaí Bowl

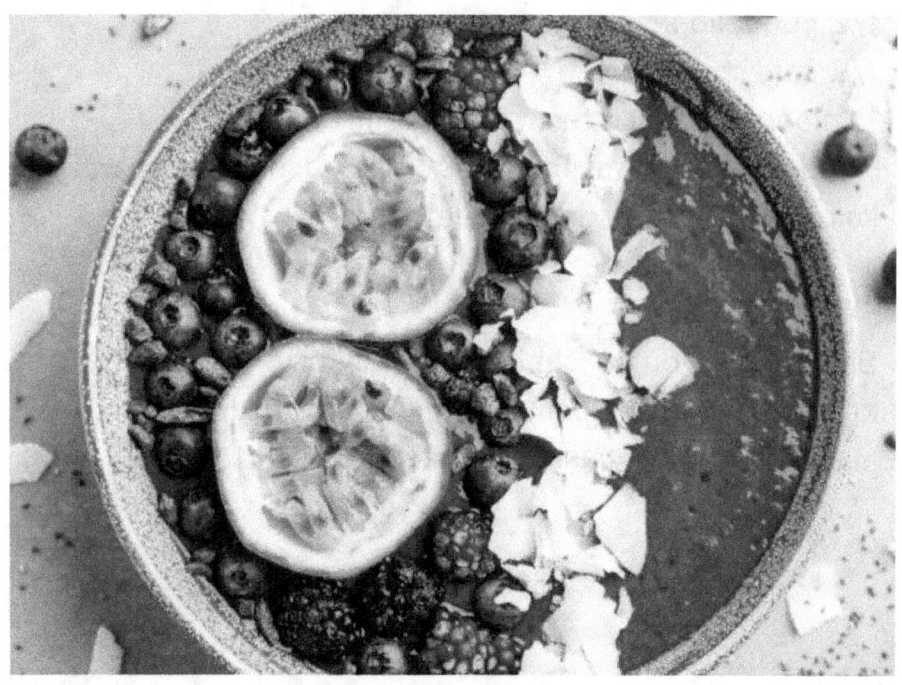

INGRIDIENTAI:
- ½ Açaí tyrės
- 1 puodelis mėlynių
- ½ prinokusio avokado
- 1 puodelis kokosų vandens arba nepieno pieno
- ½ puodelio nepieninio jogurto
- 1 valgomasis šaukštas Riešutų sviesto
- 1 valgomasis šaukštas kokosų aliejaus

INSTRUKCIJOS

a) Viską sudėkite į blenderį ir mėgaukitės.
b) Jei norite, kad tai būtų dubenėlis: įdėkite daugiau Açaí tyrės ir šaldyto banano.
c) Ištrinkite iki tirštumo, supilkite į dubenį ir uždėkite mėgstamų šviežių vaisių.

3. Goji Berry atogražų kokteilių dubuo

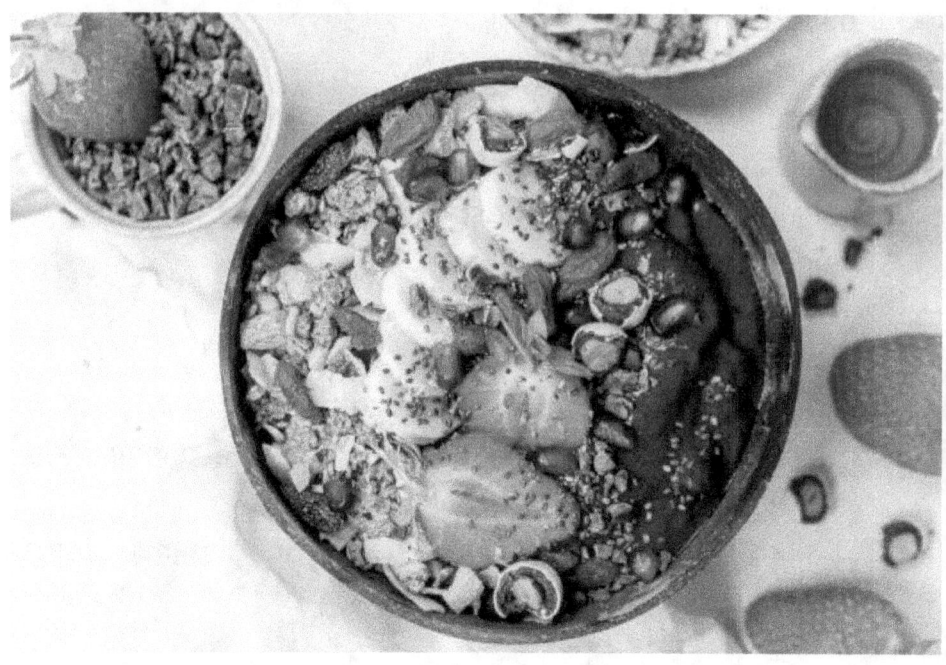

INGRIDIENTAI:
- 1 puodelis šaldytų mišrių tropinių vaisių
- 1/2 šaldyto banano
- 1/2 puodelio kokoso pieno
- 1/4 puodelio goji uogų
- Priedai: griežinėliais supjaustytas bananas, šviežios uogos, kokosas ir granola.

INSTRUKCIJOS
a) Šaldytus atogrąžų vaisius, šaldytus bananus, kokosų pieną ir goji uogas sutrinkite maišytuve iki vientisos masės.
b) Supilkite mišinį į dubenį ir sudėkite priedus.

4. Açaí vyšnių kokteilių dubuo

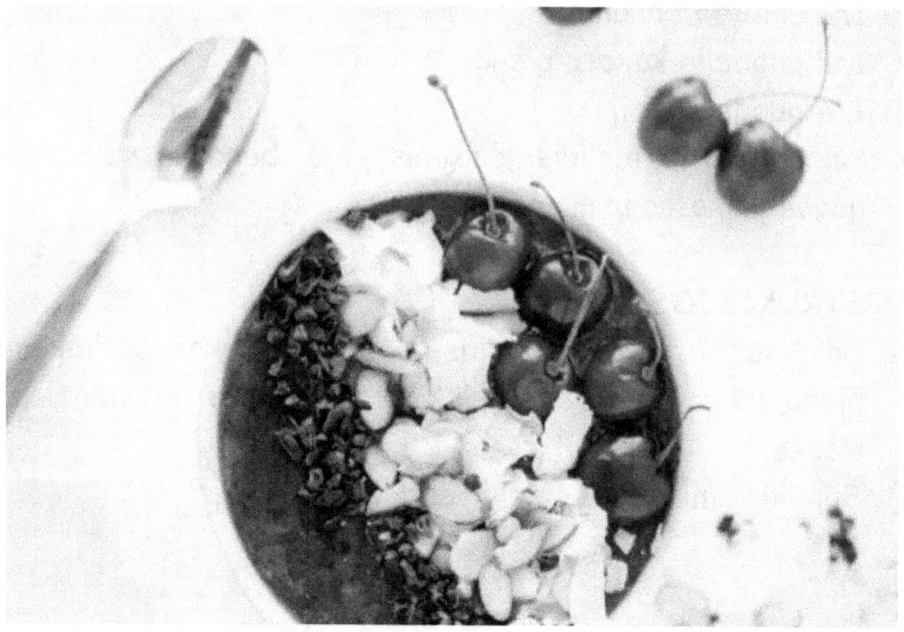

INGRIDIENTAI:
- 4 šaukštai kokoso jogurto
- $\frac{1}{2}$ puodelio šaldyto Açaí
- 2 bananai, švieži arba šaldyti
- $\frac{1}{2}$ puodelio šaldytų vyšnių
- 1 cm gabalas šviežio imbiero

Priedai:
- Anakardžių sviestas
- Kokosų jogurtas
- Figos, supjaustytos
- Tamsaus šokolado gabalėliai
- Mėlynės
- Vyšnios

INSTRUKCIJOS

a) Prieš sudėdami likusius ingredientus į maišytuvo talpyklą, pirmiausia įpilkite kokoso jogurto ir uždarykite dangtį.
b) Plakite aukštai 55 sekundes iki kreminės konsistencijos.
c) Supilkite į savo mėgstamą kokosų dubenį, uždėkite ant užpilų ir mėgaukitės!

5. Açaí dubuo su jūros samanomis

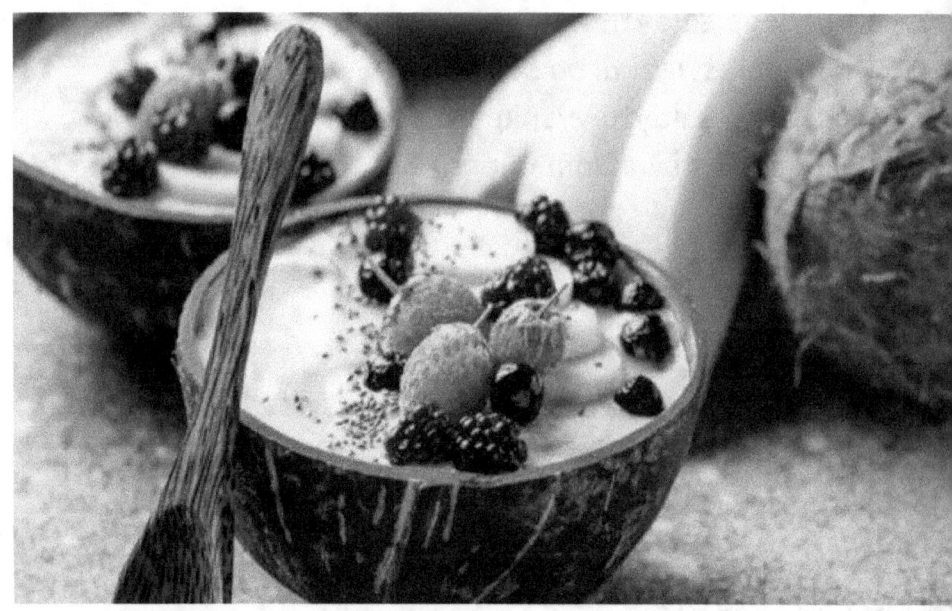

INGRIDIENTAI:
- Jūros samanos
- Açaí uogų tyrė
- ½ puodelio granola
- 2 šaukštai maca miltelių
- 2 šaukštai kakavos miltelių
- 1 valgomasis šaukštas migdolų sviesto
- Jūsų pasirinktas vaisius
- Cinamonas

INSTRUKCIJOS
a) Sumaišykite ingredientus ir įdėkite šviežių vaisių viršuje.
b) Mėgautis.

6. Açaí Mango Macadamia Bowl

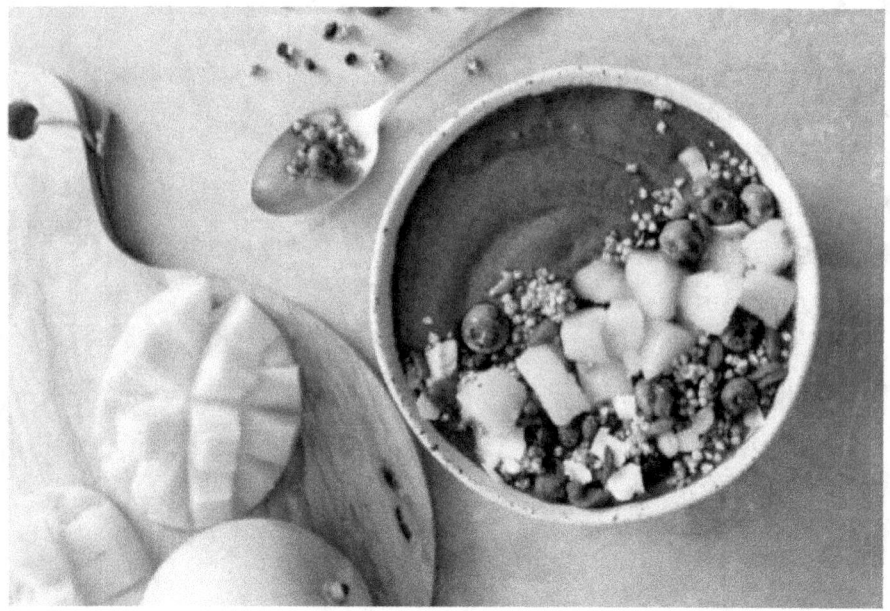

INGRIDIENTAI:
- ½ Açaí tyrės
- 1 Šaldytas bananas
- ½ puodelio šaldyto mango
- ¼ puodelio makadamijos riešutų pieno
- Sauja anakardžių
- 2 šakelės mėtų
- Priedai: pjaustytas mangas, pjaustyti bananai, skrudinti kokoso griežinėliai

INSTRUKCIJOS

a) Sumaišykite visus ingredientus , užpilkite ir mėgaukitės mango macadamia Açaí dubeniu!

7. Flower Power Brazilian Açaí Bowl

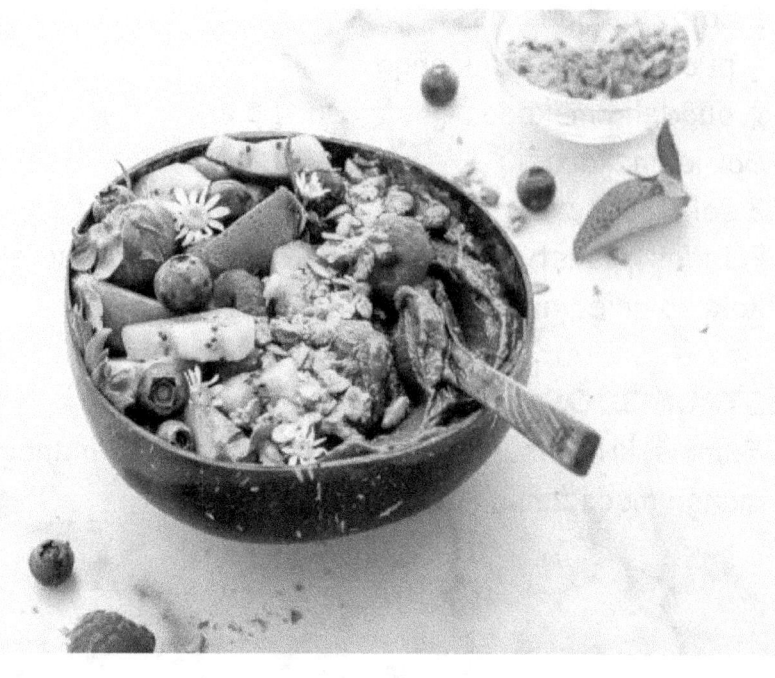

INGRIDIENTAI:
UŽ AÇAÍ
- 200 g šaldytų açaí
- ½ banano, sušaldyti
- 100 ml kokosų vandens arba migdolų pieno

PRIEDAI
- Granola
- Valgomos gėlės
- ½ banano, supjaustyto
- ½ šaukšto žalio medaus
- Granatų sėklos
- Susmulkintas kokosas
- Pistacijos

INSTRUKCIJOS

a) Tiesiog įdėkite açaí ir bananą į virtuvinį kombainą arba trintuvą ir sutrinkite iki vientisos masės.
b) Priklausomai nuo jūsų mašinos stiprumo, gali tekti įpilti šiek tiek skysčio, kad jis būtų kreminis. Pradėkite nuo 100 ml ir prireikus pridėkite daugiau.
c) Supilkite į dubenį, pridėkite priedų ir mėgaukitės!

8.Kokoso kvinojos pusryčių dubenys

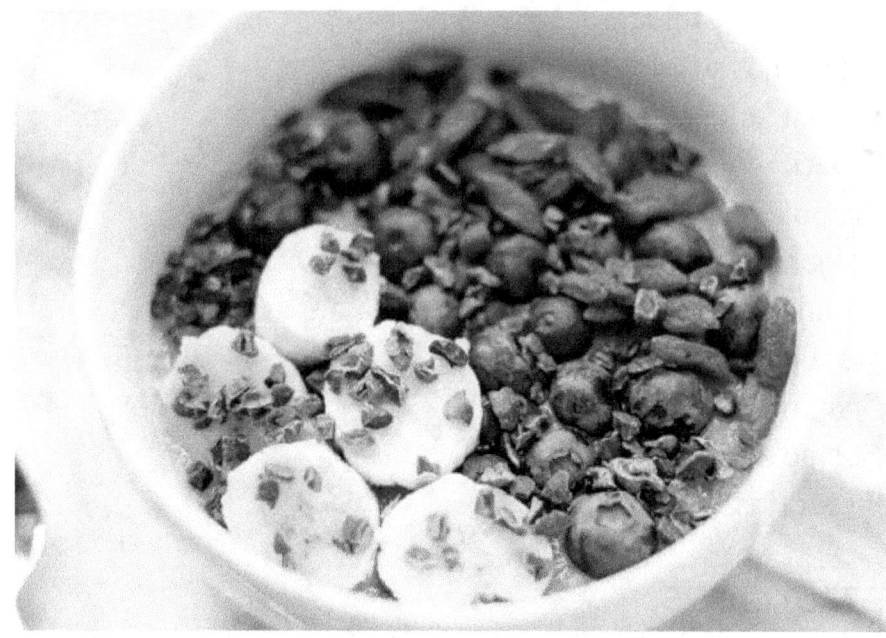

INGRIDIENTAI:
- 1 valgomasis šaukštas kokosų aliejaus
- 1½ puodelio raudonos arba juodosios quinoa, išskalautos
- 14 uncijų skardinė nesaldinto šviesaus kokosų pieno
- 4 puodeliai vandens
- Smulki jūros druska
- šaukštai medaus, agavų ar klevų sirupo
- 2 arbatiniai šaukšteliai vanilės ekstrakto
- Kokosų jogurtas
- Mėlynės
- Goji uogos
- Skrudintos moliūgų sėklos
- Skrudintos nesaldintos kokoso drožlės

INSTRUKCIJOS

a) Puode ant vidutinės ugnies įkaitinkite aliejų. Įpilkite quinoa ir skrudinkite apie 2 minutes, dažnai maišydami. Lėtai įmaišykite kokosų pieno skardinę, vandenį ir žiupsnelį druskos. Iš pradžių quinoa burbuliuos ir išpurkš, bet greitai nusistovės.

b) Užvirkite, uždenkite, sumažinkite ugnį iki mažos ir troškinkite, kol pasidarys švelni, kreminė konsistencija, maždaug 20 minučių. Nukelkite nuo ugnies ir įmaišykite medų, agavą, klevų sirupą ir vanilę.

c) Norėdami patiekti, kvinoją padalinkite į dubenėlius. Pabarstykite papildomai kokosų pienu, kokosų jogurtu, mėlynėmis, goji uogomis, moliūgų sėklomis ir kokoso drožlėmis.

9. Kokosų Acai dubuo

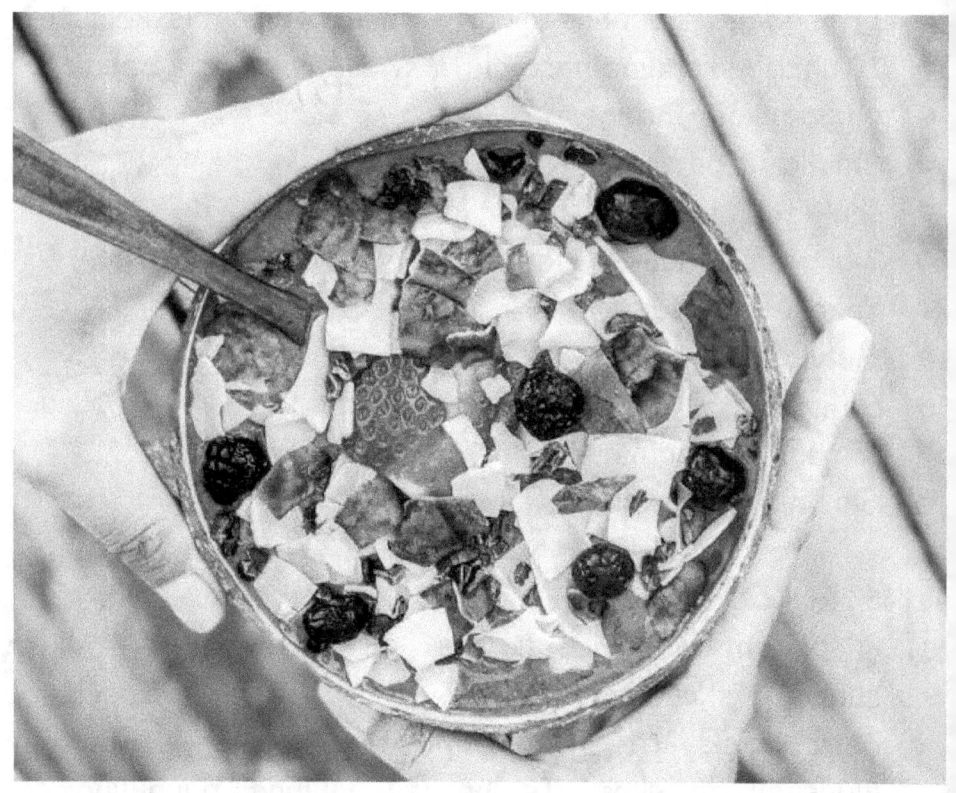

INGRIDIENTAI:
- 1 pakuotė šaldytos acai tyrės
- 1/2 šaldyto banano
- 1/2 puodelio kokoso pieno
- 1/4 puodelio šaldytų mėlynių
- 1 valgomasis šaukštas medaus
- Priedai: pjaustytas bananas, kokoso riešutas, granola ir šviežios uogos.

INSTRUKCIJOS

a) Acai tyrę, šaldytą bananą, kokosų pieną, mėlynes ir medų sutrinkite trintuvu iki vientisos masės.
b) Supilkite mišinį į dubenį ir sudėkite priedus.

10. Açai Uogų dubuo su citrinžolių užpilu

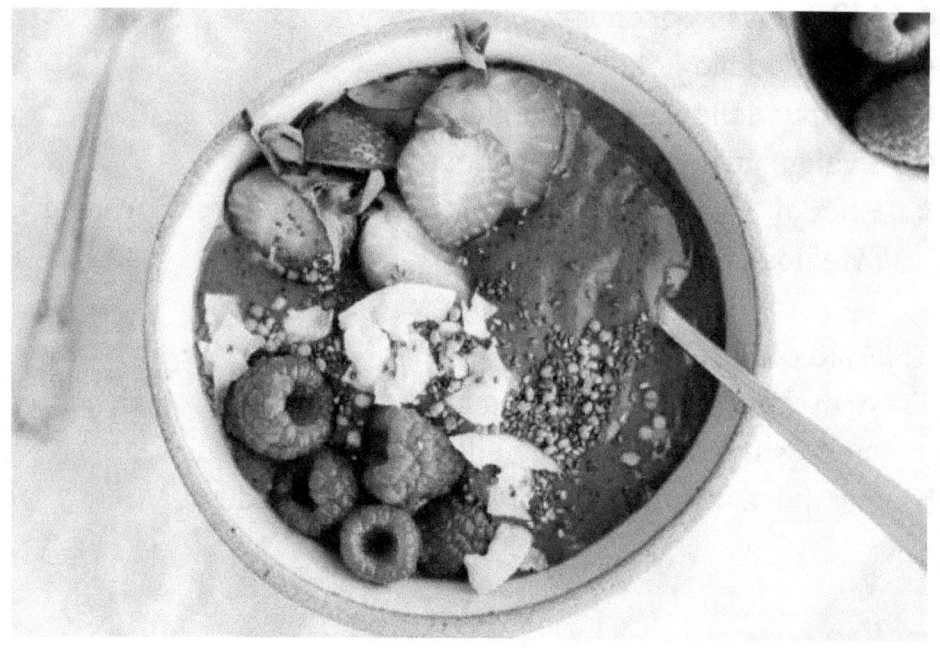

INGRIDIENTAI:

- 2 šaukštai šviežių aviečių
- 2 valgomieji šaukštai šviežių gervuogių
- 2 šaukštai šviežių mėlynių
- 2 valgomieji šaukštai šviežių juodųjų serbentų
- 2 arbatiniai šaukšteliai Açaí uogų miltelių
- 800ml citrinžolės užpilas, šaltas
- šiek tiek mineralinio vandens
- šlakelis klevų sirupo arba žiupsnelis stevijos miltelių

INSTRUKCIJOS

a) Šviežias uogas ir Açaí uogų miltelius sudėkite į trintuvą arba virtuvinį kombainą, supilkite citrinžolės užpilą ir sutrinkite iki vientisos, šilkinės tekstūros.

b) Jei reikia, įpilkite šiek tiek mineralinio vandens, kad gautumėte norimą konsistenciją.

11. Kokoso kivių dubuo

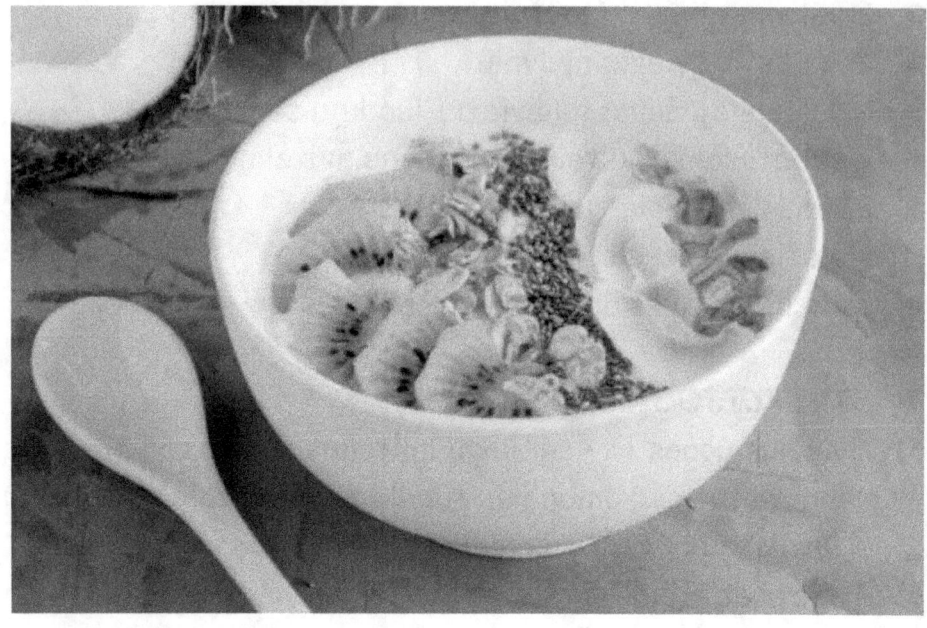

INGRIDIENTAI:

- 1/2 puodelio šaldytų kivių
- 1/2 puodelio kokosų pieno
- 1/2 šaldyto banano
- 1 valgomasis šaukštas linų sėmenų
- Priedai: griežinėliais supjaustytas bananas, švieži kivio griežinėliai, susmulkintas kokosas ir granola.

INSTRUKCIJOS

a) Šaldytus kivius, kokosų pieną, šaldytą bananą ir linų sėklas sutrinkite trintuvu iki vientisos masės.
b) Supilkite mišinį į dubenį ir sudėkite priedus.

12. Kokosų vyšnių dubuo

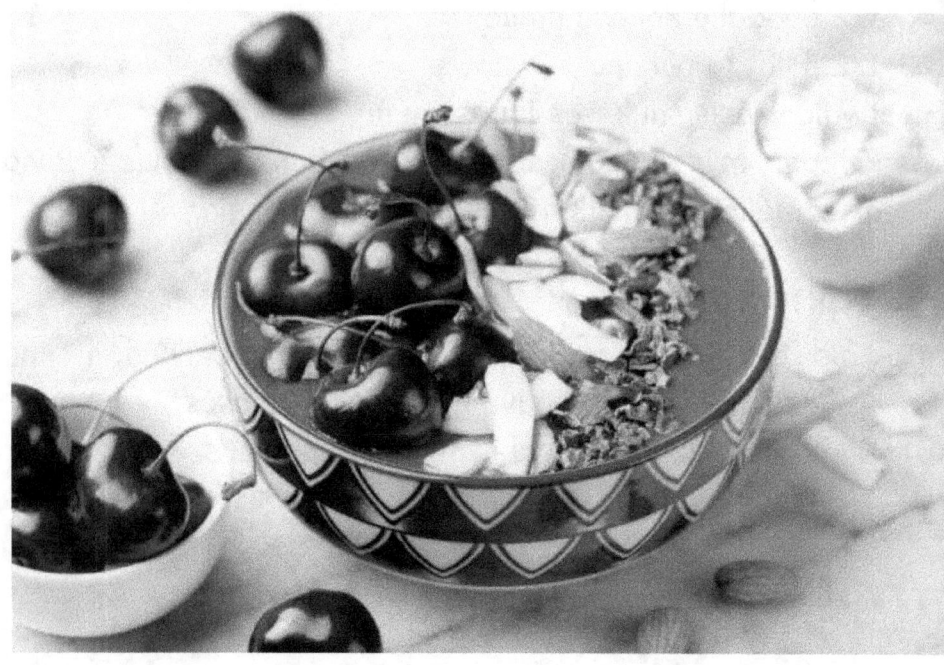

INGRIDIENTAI:

- 1/2 puodelio šaldytų vyšnių
- 1/2 puodelio kokosų pieno
- 1/2 šaldyto banano
- 1 valgomasis šaukštas kakavos gabalėlių
- Priedai: griežinėliais pjaustytas bananas, šviežios vyšnios, susmulkintas kokosas ir granola.

INSTRUKCIJOS

a) Sumaišykite šaldytas vyšnias, kokosų pieną, šaldytą bananą ir kakavos gabalėlius trintuve iki vientisos masės.
b) Supilkite mišinį į dubenį ir sudėkite priedus.

13. Açaí dubuo su kopūstų mikrožalumynais

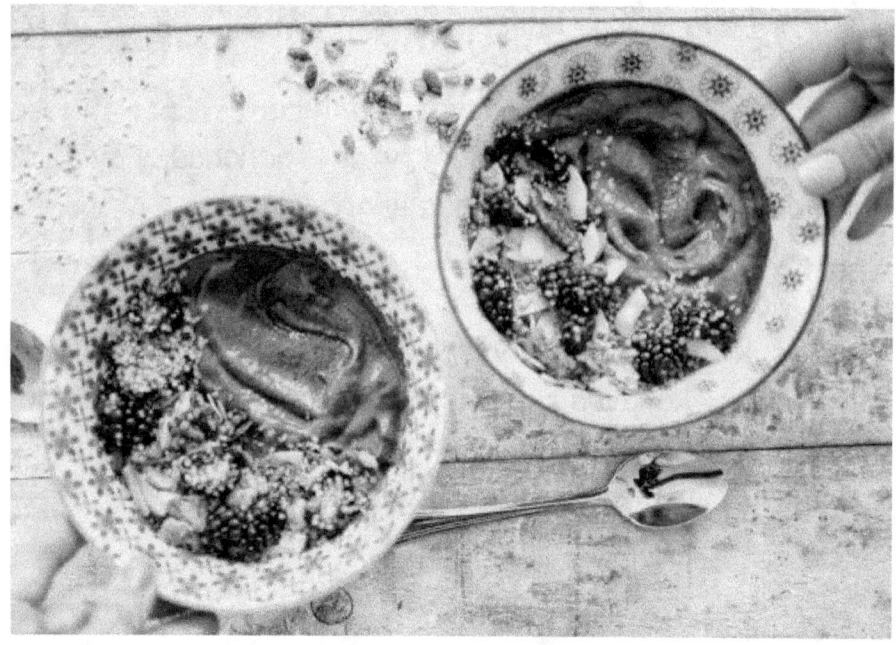

INGRIDIENTAI:
- ½ puodelio kopūstų mikrožalumynų
- 1 šaldytas bananas
- 1 puodelis šaldytų raudonų uogų
- 4 šaukštai Açaí miltelių
- ¾ puodelio migdolų arba kokosų pieno
- ½ puodelio paprasto graikiško jogurto
- ¼ arbatinio šaukštelio migdolų ekstrakto

GARYNAS:
- Skrudintos kokoso drožlės
- Švieži vaisiai, tokie kaip persikų griežinėliai, mėlynės, avietės, gervuogės, braškės ar vyšnios.
- Granola arba skrudinti riešutai/sėklos
- Šlakelis medaus

INSTRUKCIJOS

a) Sumaišykite pieną ir jogurtą dideliame, greitaeigiame maišytuve. Įpilkite šaldytų vaisių Açaí, kopūstų mikrožalumynų ir migdolų ekstrakto. Toliau plakite ant silpnos ugnies iki vientisos masės, tik jei reikia, įpilkite papildomo skysčio. Jis turėtų būti TRUSTAS ir kreminis, kaip ledai!

b) Padalinkite kokteilį į du dubenėlius ir užpilkite visais mėgstamais priedais.

14. Açaí dubuo su braziliško riešutu p

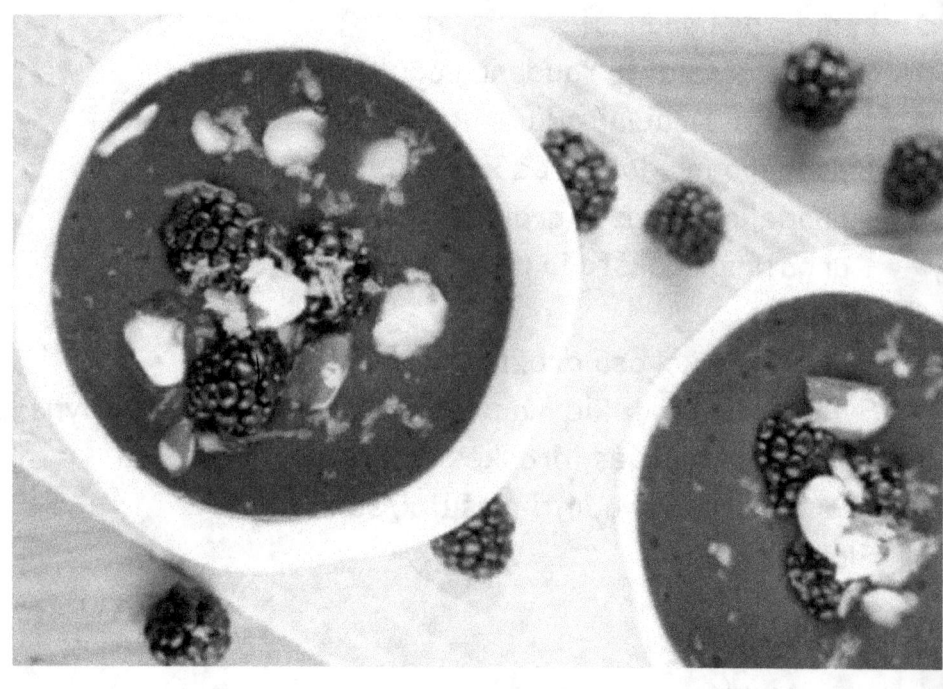

INGRIDIENTAI:

- ½ puodelio Brazilijos riešutų
- 2 abrikosai, mirkyti
- 1½ stiklinės vandens
- 1 valgomasis šaukštas Açaí miltelių
- ¼ puodelio gervuogių, šaldytų
- 1 žiupsnelis druskos

INSTRUKCIJOS

a) Sumaišykite brazilinius riešutus vandenyje ir perkoškite per sietelį.
b) Sumaišykite su visais kitais ingredientais .

15. Açai Uogų dubuo su granatais

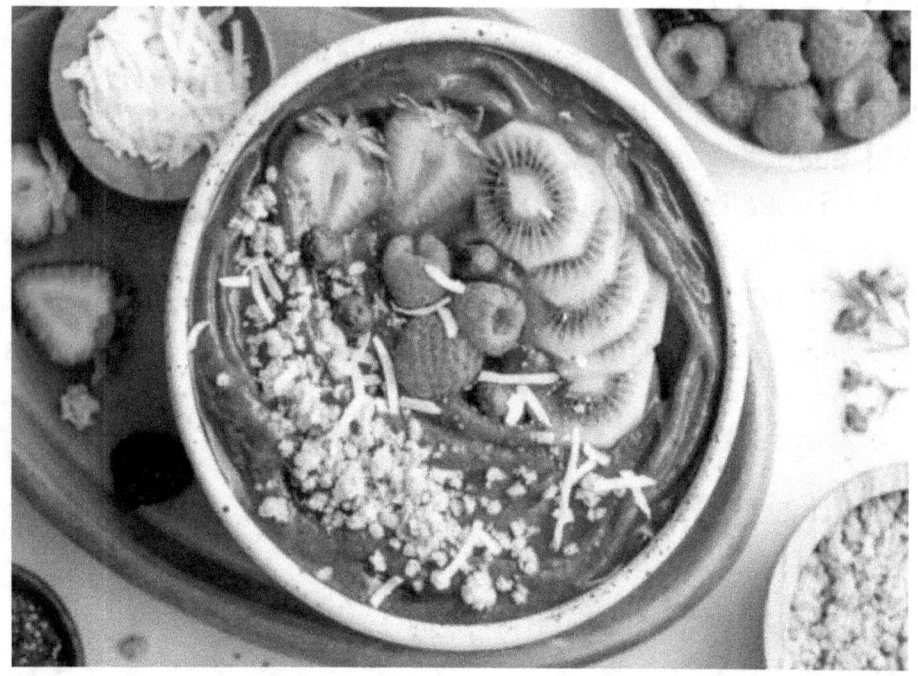

INGRIDIENTAI:

- 8 uncijos šaldytos Açaí tyrės, atšildytos
- 1 puodelis šaldytų aviečių
- 1 puodelis šaldytų mėlynių
- 1 puodelis šaldytų gervuogių
- 1 puodelis šaldytų braškių
- ½ puodelio granatų sėklų
- 1½ stiklinės granatų sulčių

INSTRUKCIJOS

a) Dideliame dubenyje sumaišykite Açaí, avietes, mėlynes, gervuoges, braškes ir granatų sėklas. Padalinkite mišinį į 4 užtraukiamus šaldymo maišelius. Užšaldykite iki mėnesio, kol bus paruošta patiekti.

b) Vieno maišelio turinį sudėkite į maišytuvą, įpilkite gausiai ⅓ puodelį granatų sulčių ir plakite iki vientisos masės. Patiekite iš karto.

16. Žalias Matcha Bowl

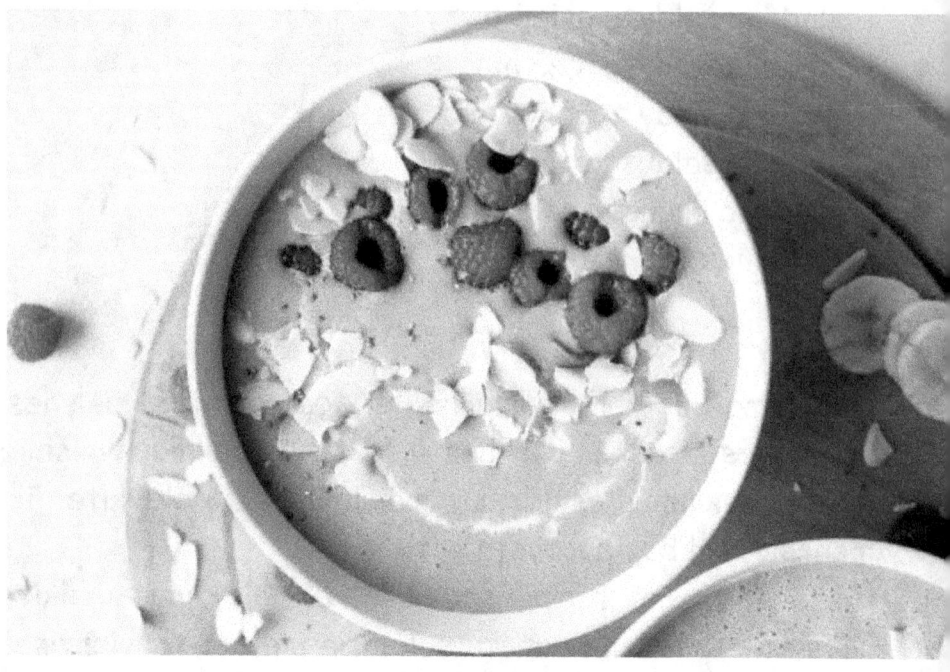

INGRIDIENTAI:
- 1 šaldytas bananas
- 1/2 puodelio šaldytų sumaišytų uogų
- 1 šaukštelis matcha miltelių
- 1/2 stiklinės migdolų pieno
- Priedai: pjaustytas bananas, šviežios uogos ir granola.

INSTRUKCIJOS
a) Šaldytus bananus, šaldytas sumaišytas uogas, matcha miltelius ir migdolų pieną sutrinkite trintuvu iki vientisos masės.
b) Supilkite mišinį į dubenį ir sudėkite priedus.

17. Açaí dubuo su bananais ir kokosu

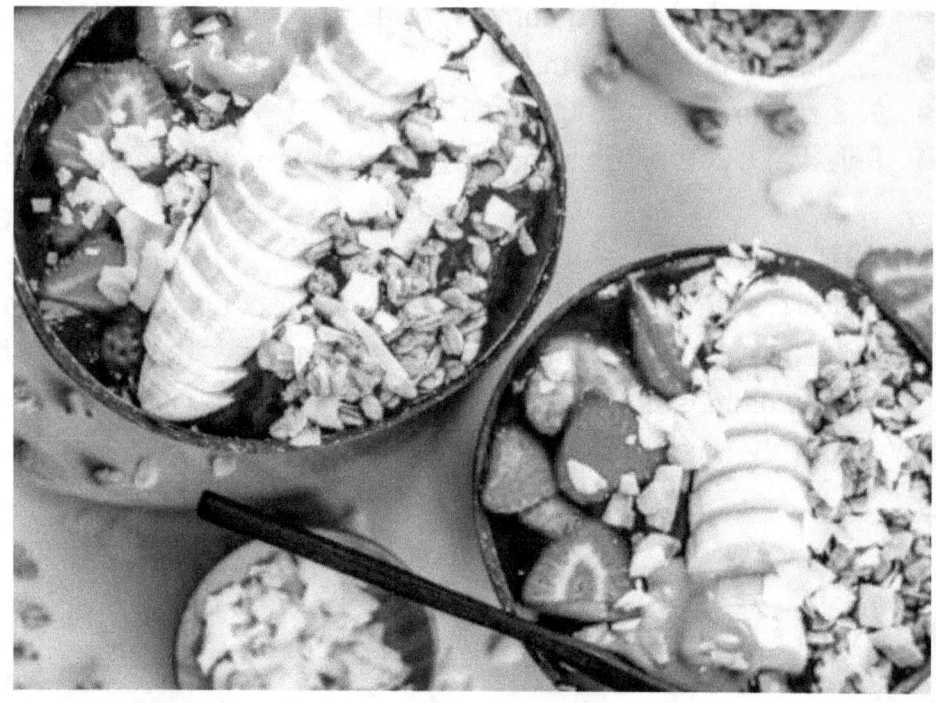

INGRIDIENTAI:
- ¾ puodelio obuolių sulčių
- ½ puodelio kokoso jogurto
- 1 bananas
- 2 puodeliai šaldytų uogų mišinio
- 150 g šaldytos Açaí tyrės

Priedai:
- Braškės
- Bananas
- Granola
- Kokoso drožlės
- Riešutų sviestas

INSTRUKCIJOS:
a) Į maišytuvą įpilkite obuolių sulčių ir kokoso jogurto.
b) Sudėkite likusius ingredientus ir uždarykite dangtį. Pasirinkite 1 kintamąjį ir lėtai padidinkite iki 10. Naudodami tamperį įstumkite ingredientus į peiliukus ir maišykite 55 sekundes arba iki vientisos ir kreminės masės.

18. Varškės vaisių dubuo

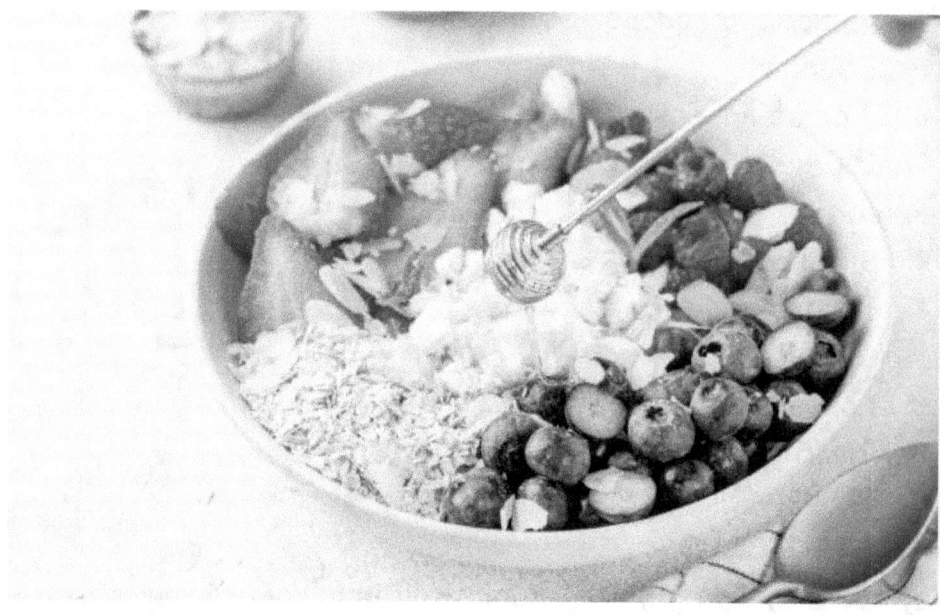

INGRIDIENTAI:

- 1 puodelis varškės
- 1/2 puodelio pjaustytų persikų
- 1/2 puodelio supjaustytų braškių
- 1/4 puodelio kapotų graikinių riešutų
- 1 valgomasis šaukštas medaus

INSTRUKCIJOS

a) Dubenyje sumaišykite varškę ir medų.
b) Ant viršaus uždėkite griežinėliais pjaustytus persikus, griežinėliais pjaustytas braškes ir smulkintus graikinius riešutus.

19. Kokosų uogų kokteilių dubuo

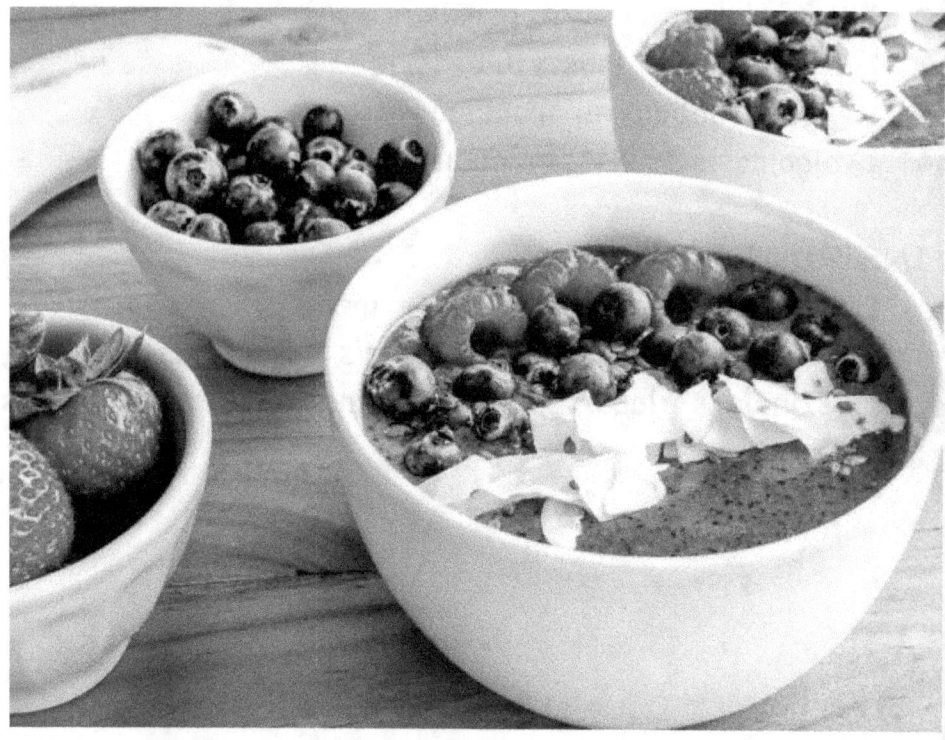

INGRIDIENTAI:
- 1 puodelis šaldytų sumaišytų uogų
- 1/2 puodelio kokosų pieno
- 1 šaldytas bananas
- 1 valgomasis šaukštas medaus
- Priedai: griežinėliais supjaustytas bananas, šviežios uogos, kokosas ir granola.

INSTRUKCIJOS
a) Šaldytas sumaišytas uogas, kokosų pieną, šaldytą bananą ir medų sutrinkite trintuvu iki vientisos masės.
b) Supilkite mišinį į dubenį ir sudėkite priedus.

20. Skvošo Goji dubenys

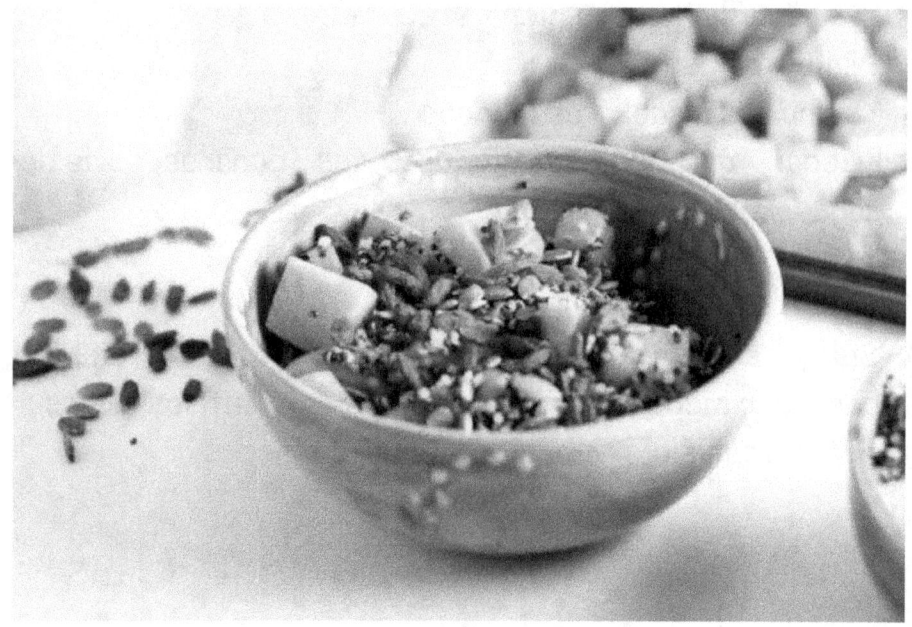

INGRIDIENTAI:
- 2 vidutinės gilės moliūgai
- 4 arbatinius šaukštelius kokosų aliejaus
- 1 valgomasis šaukštas klevų sirupo arba rudojo cukraus
- 1 arbatinis šaukštelis garam masala
- Smulki jūros druska
- 2 puodeliai paprasto graikiško jogurto
- Granola
- Goji uogos
- Granatų arils
- Susmulkinti pekano riešutai
- Skrudintos moliūgų sėklos
- Riešutų sviestas
- Kanapių sėklos

INSTRUKCIJOS
a) Įkaitinkite orkaitę iki 375 ° F.
b) Moliūgą perpjaukite per pusę nuo stiebo iki apačios. Išskobkite ir išmeskite sėklas. Kiekvienos pusės minkštimą aptepkite aliejumi ir klevų sirupu, tada pabarstykite garam masala ir žiupsneliu jūros druskos. Padėkite moliūgą ant kepimo skardos su apvadu nupjauta puse žemyn. Kepkite, kol suminkštės, 35-40 minučių.
c) Apverskite moliūgą ir šiek tiek atvėsinkite.
d) Kad patiektumėte, kiekvieną moliūgo pusę užpildykite jogurtu ir granola. Ant viršaus pabarstykite goji uogomis, granatų riešutais, pekano riešutais ir moliūgų sėklomis, apšlakstykite riešutų sviestu ir pabarstykite kanapių sėklomis.

21. Goji supermaisto jogurto dubuo

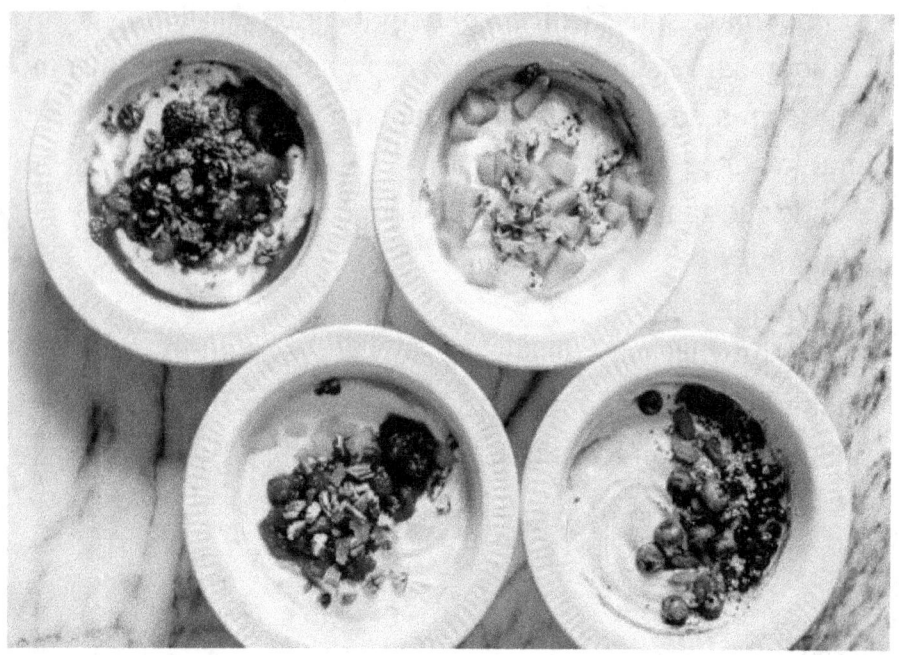

INGRIDIENTAI:
- 1 puodelis graikiško jogurto
- 1 arbatinis šaukštelis kakavos miltelių
- ½ arbatinio šaukštelio vanilės
- Granatų sėklos
- Kanapių sėklos
- Chia sėklos
- Goji uogos
- Mėlynės

INSTRUKCIJOS
a) Sumaišykite visus ingredientus dubenyje.

22. Goji uogų kokteilių dubuo

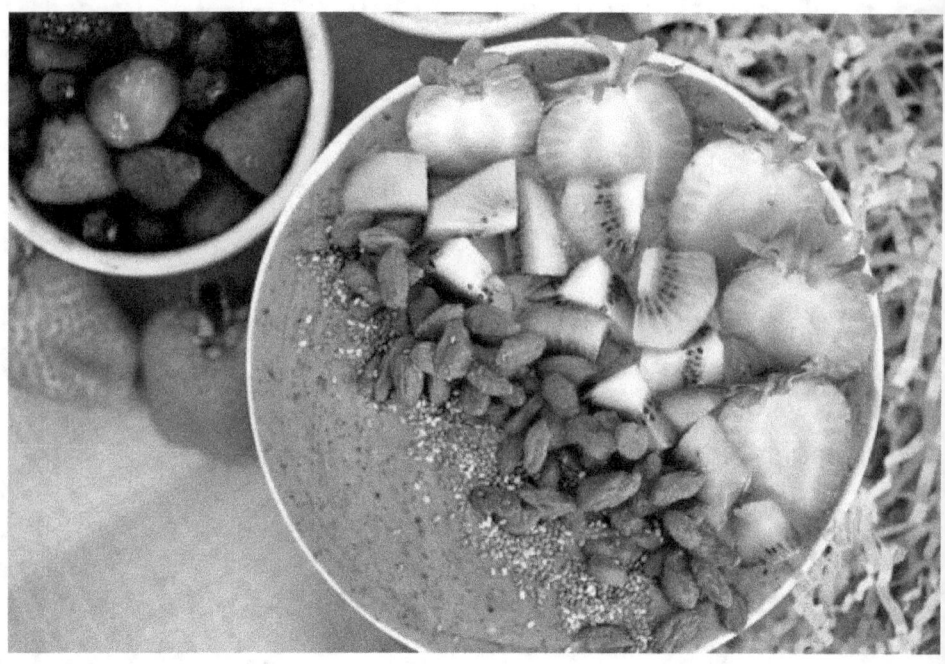

INGRIDIENTAI:
- 1/2 puodelio šaldytų sumaišytų uogų
- 1/2 šaldyto banano
- 1/2 stiklinės migdolų pieno
- 1/4 puodelio goji uogų
- Priedai: griežinėliais supjaustytas bananas, šviežios uogos, kokosas ir granola.

INSTRUKCIJOS

a) Šaldytas sumaišytas uogas, šaldytą bananą, migdolų pieną ir goji uogas sutrinkite trintuvu iki vientisos masės.

b) Supilkite mišinį į dubenį ir sudėkite priedus.

23. Kokosų uogų dubuo

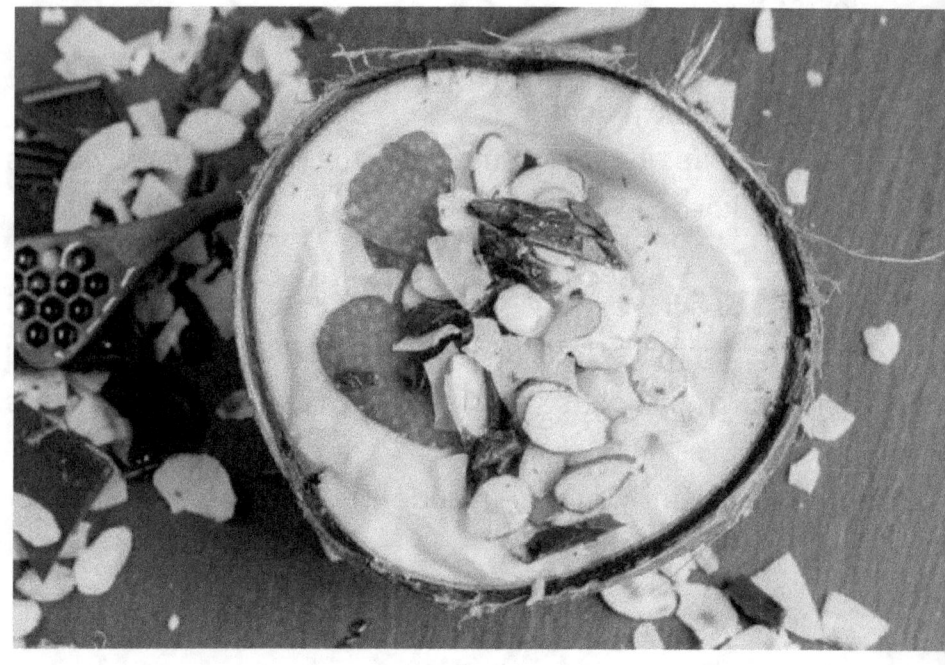

INGRIDIENTAI:

- 1/2 puodelio šaldytų sumaišytų uogų
- 1/2 puodelio kokosų pieno
- 1/2 šaldyto banano
- 1 valgomasis šaukštas migdolų sviesto
- Priedai: griežinėliais supjaustytas bananas, šviežios uogos, kokosas ir granola.

INSTRUKCIJOS

a) Šaldytas sumaišytas uogas, kokosų pieną, šaldytą bananą ir migdolų sviestą sutrinkite trintuvu iki vientisos masės.

b) Supilkite mišinį į dubenį ir sudėkite priedus.

24. Budos uogų dubuo

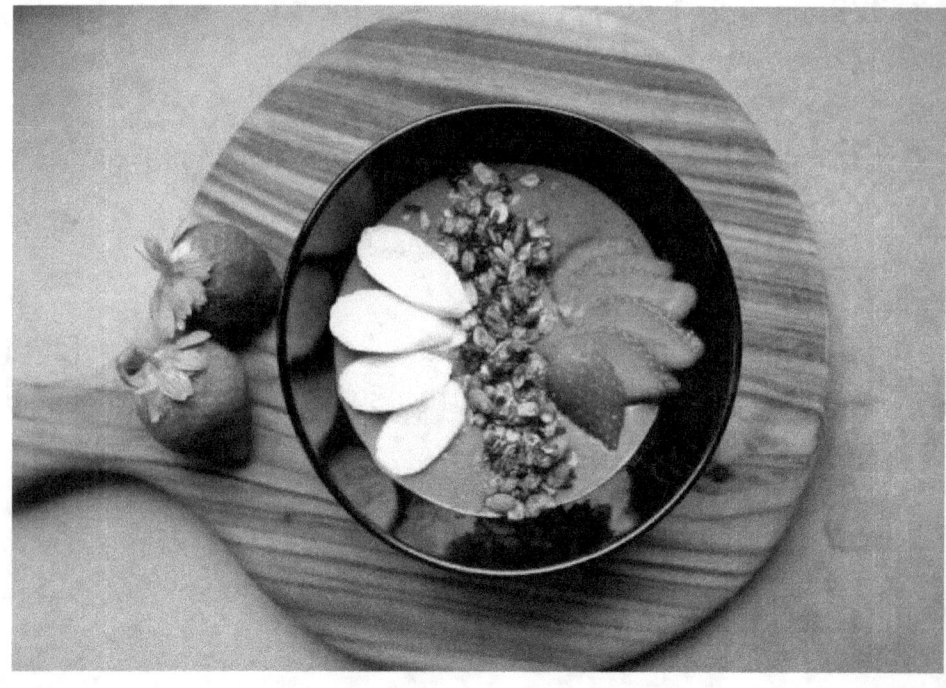

INGRIDIENTAI:
- 1/2 puodelio šaldytų sumaišytų uogų
- 1/2 šaldyto banano
- 1/2 puodelio graikiško jogurto
- 1/4 puodelio granola
- Priedai: pjaustytas bananas, šviežios uogos ir kokoso riešutas.

INSTRUKCIJOS

a) Dubenyje sumaišykite šaldytas uogas, šaldytą bananą, graikišką jogurtą ir granolą.

b) Ant viršaus uždėkite pjaustytų bananų, šviežių uogų ir susmulkinto kokoso.

25. Goji uogų jogurto dubuo

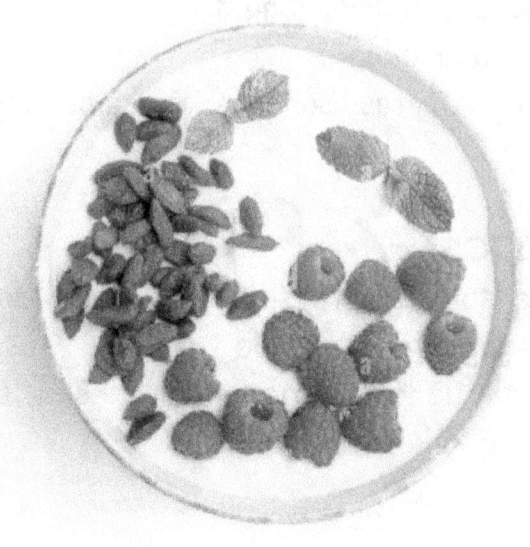

INGRIDIENTAI:
- 1 puodelis graikiško jogurto
- 1/4 puodelio goji uogų
- 1/4 puodelio granola
- 1 valgomasis šaukštas medaus
- Priedai: pjaustytas bananas ir šviežios uogos.

INSTRUKCIJOS
a) Dubenyje sumaišykite graikišką jogurtą, goji uogas, granolą ir medų.
b) Ant viršaus uždėkite pjaustytą bananą ir šviežias uogas.

26. Kokoso persikų dubuo

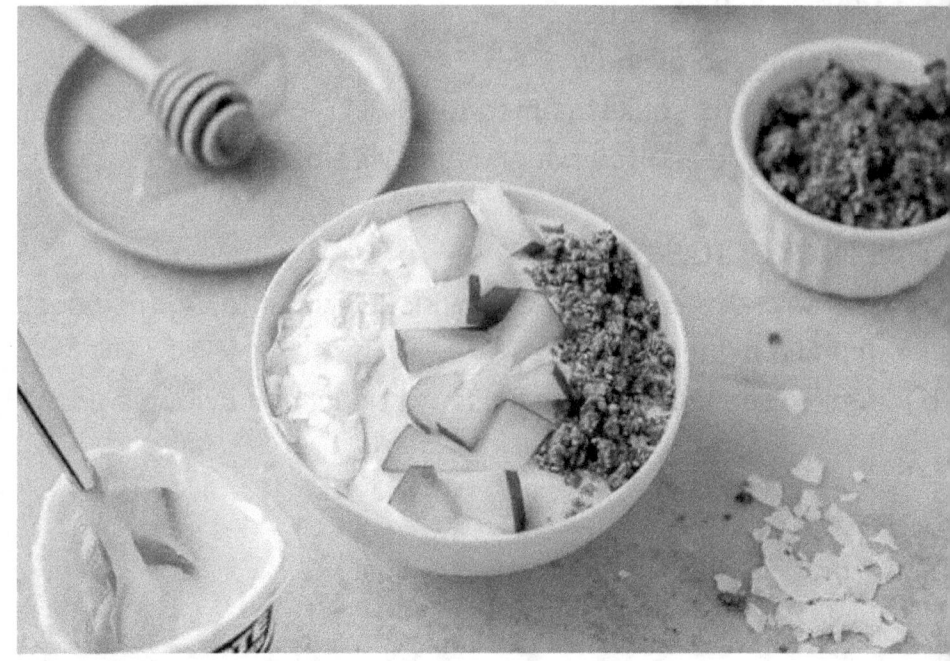

INGRIDIENTAI:

- 1/2 puodelio šaldytų persikų
- 1/2 puodelio kokosų pieno
- 1/2 šaldyto banano
- 1 valgomasis šaukštas makadamijos riešutų
- Priedai: supjaustytas bananas, šviežių persikų griežinėliai, kokoso skeveldros ir granola.

INSTRUKCIJOS

a) Šaldytus persikus, kokosų pieną, šaldytus bananus ir makadamijos riešutus sutrinkite trintuvu iki vientisos masės.
b) Supilkite mišinį į dubenį ir sudėkite priedus.

27. Šokoladinis Budos dubuo

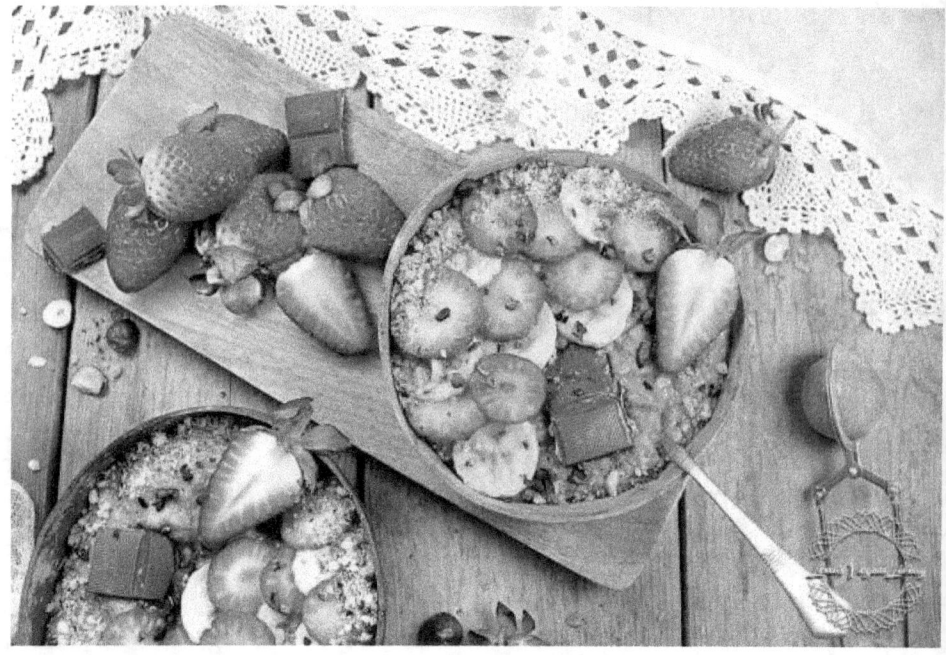

INGRIDIENTAI:
- 1/2 puodelio šaldytų sumaišytų uogų
- 1/2 šaldyto banano
- 1/2 stiklinės migdolų pieno
- 1 valgomasis šaukštas kakavos miltelių
- Priedai: pjaustytas bananas, šviežios uogos ir granola.

INSTRUKCIJOS

a) Šaldytas sumaišytas uogas, šaldytą bananą, migdolų pieną ir kakavos miltelius sutrinkite trintuvu iki vientisos masės.

b) Supilkite mišinį į dubenį ir sudėkite priedus.

28. Goji Berry Chia pudingo dubuo

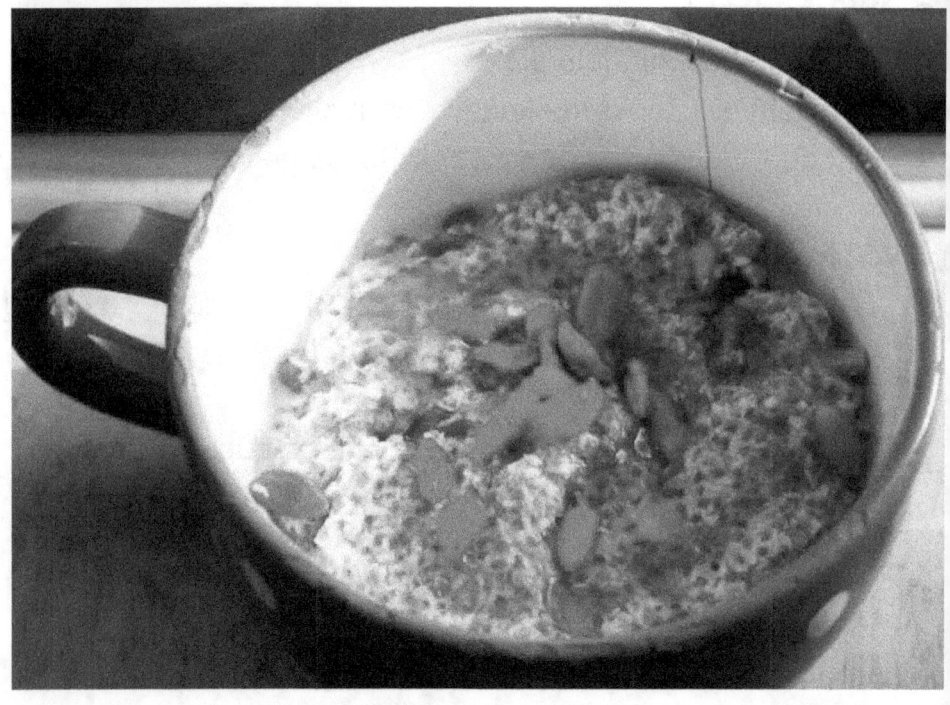

INGRIDIENTAI:
- 1/2 puodelio chia sėklų
- 1 1/2 puodelio migdolų pieno
- 1/4 puodelio goji uogų
- 1 valgomasis šaukštas medaus
- Priedai: pjaustytas bananas ir šviežios uogos.

INSTRUKCIJOS

a) Dubenyje sumaišykite chia sėklas, migdolų pieną, goji uogas ir medų. Palikite šaldytuve bent 1 valandą arba per naktį.

b) Ant viršaus uždėkite pjaustytą bananą ir šviežias uogas.

29. Pitaya bananų dubuo

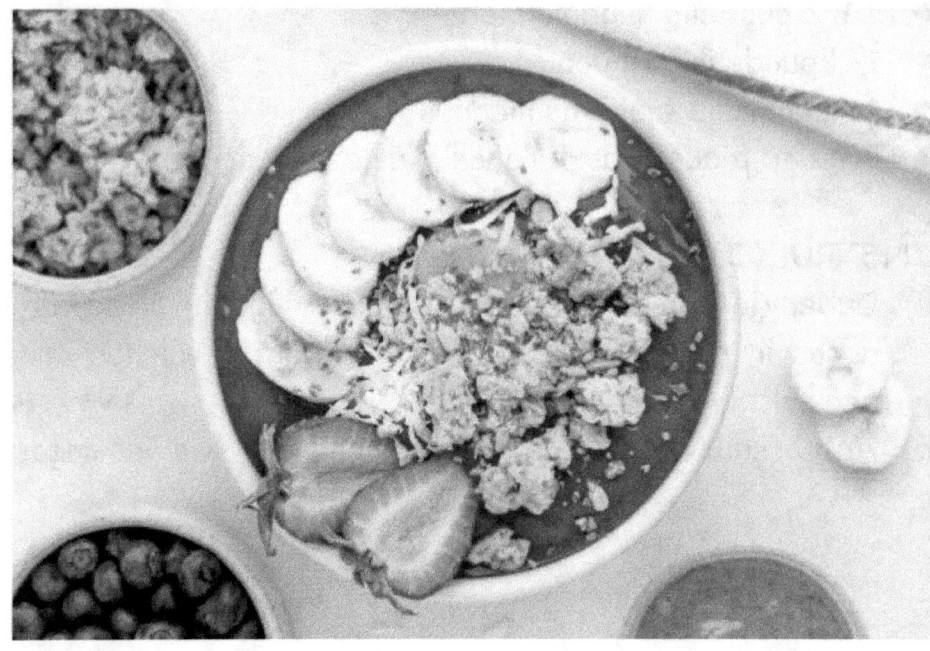

INGRIDIENTAI:

- 1 šaldytos pitajos pakelis
- 1 šaldytas bananas
- 1/2 puodelio kokosų pieno
- 1 valgomasis šaukštas medaus
- Priedai: pjaustytas bananas, granola ir kokoso riešutas.

INSTRUKCIJOS

a) Sumaišykite šaldytą pitajos pakuotę, šaldytą bananą, kokosų pieną ir medų maišytuve iki vientisos masės.
b) Supilkite mišinį į dubenį ir sudėkite priedus.

30. Kokosinis ananasų dubuo

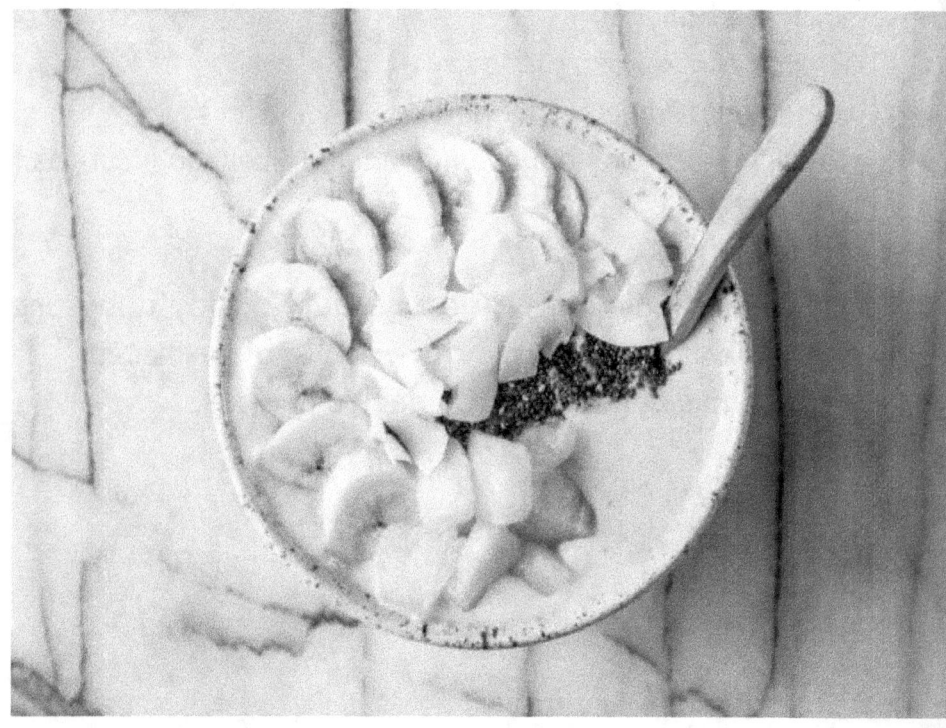

INGRIDIENTAI:
- 1/2 puodelio šaldytų ananasų
- 1/2 puodelio kokosų pieno
- 1/2 šaldyto banano
- 1 valgomasis šaukštas chia sėklų
- Priedai: pjaustytas bananas, šviežių ananasų gabaliukai, kokoso skeveldros ir granola.

INSTRUKCIJOS

a) Šaldytus ananasus, kokosų pieną, šaldytus bananus ir chia sėklas sutrinkite trintuvu iki vientisos masės.
b) Supilkite mišinį į dubenį ir sudėkite priedus.

31. Drakono vaisių ir granolos jogurto dubuo

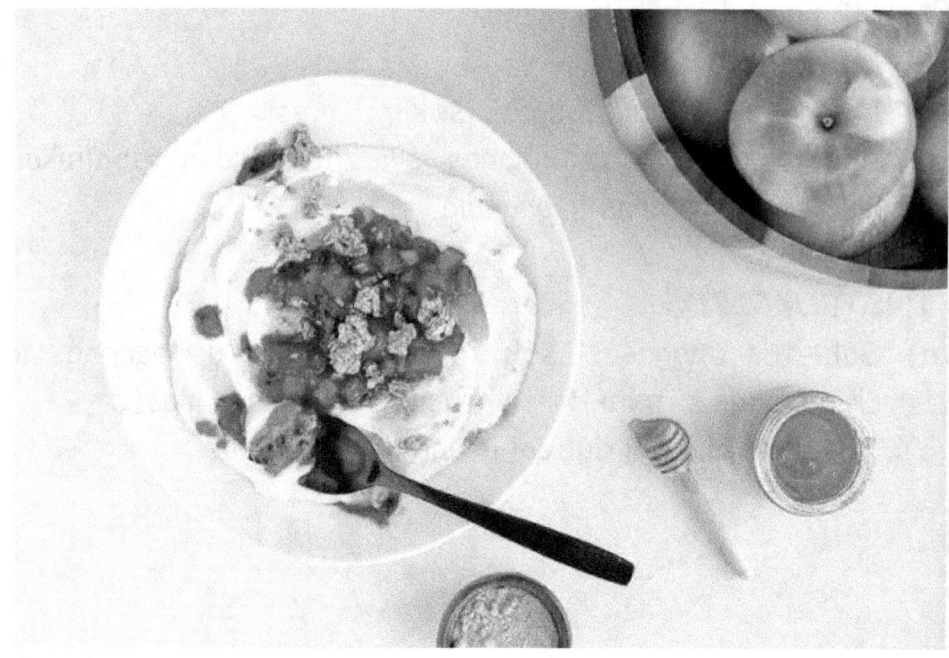

INGRIDIENTAI:

- 1 drakono vaisius
- 1 puodelis graikiško jogurto
- 1/2 puodelio granola
- 1 valgomasis šaukštas medaus

INSTRUKCIJOS

a) Drakono vaisius perpjaukite per pusę ir išskobkite minkštimą.
b) Dubenyje sumaišykite graikišką jogurtą ir medų.
c) Atskirame dubenyje sluoksniuokite drakono vaisių minkštimą, graikiško jogurto mišinį ir granolą.
d) Kartokite sluoksnius, kol bus panaudoti visi ingredientai.
e) Patiekite atšaldytą.

32. Drakono vaisių ir kivių salotos

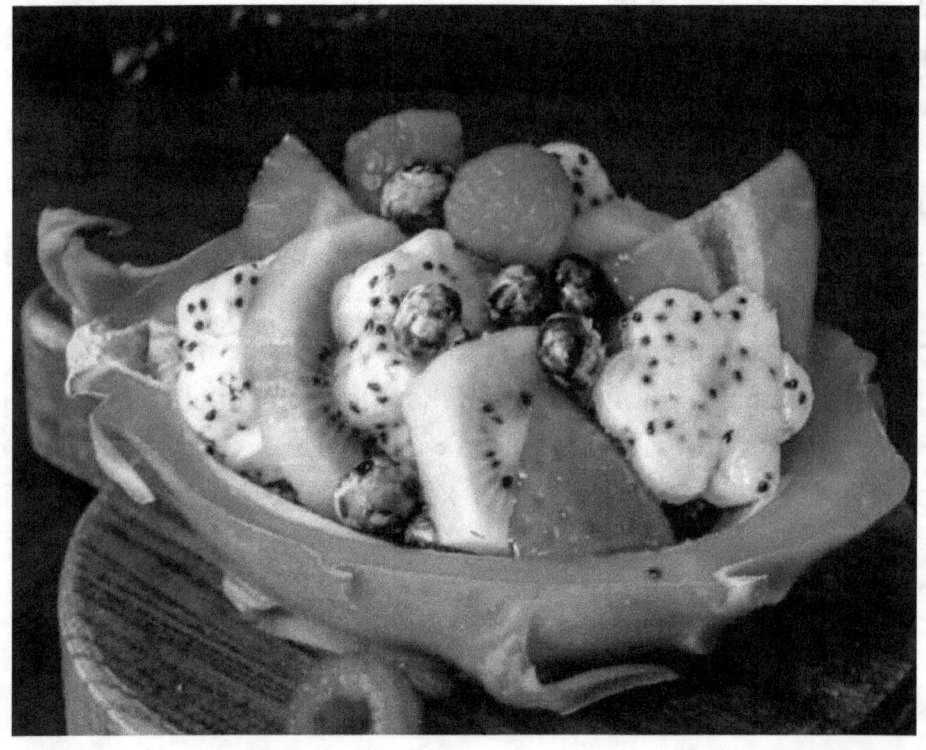

INGRIDIENTAI:
- 1 drakono vaisius, perpjautas per pusę, išskobtas ir supjaustytas kubeliais
- 1 kivis, nuluptas ir supjaustytas apskritimais
- ½ puodelio mėlynių
- ½ puodelio aviečių
- ½ puodelio braškių

INSTRUKCIJOS

a) Šaukštu atsargiai išskobkite drakono vaisiaus minkštimą iš drakono vaisiaus, palikite žievelę nepakitusią, kad galėtumėte ją naudoti kaip serviravimo dubenį.
b) Supjaustykite drakono vaisius, kivius ir braškes.
c) Sumaišykite ir sudėkite atgal į pitajos žievelę kaip dubenį.

33. Pitaya uogų dubuo

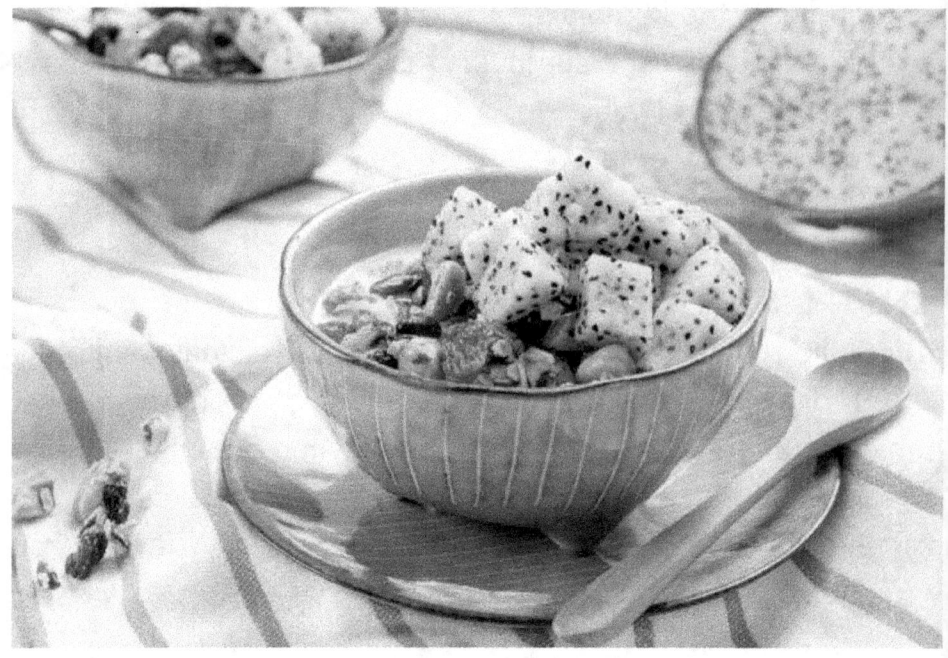

INGRIDIENTAI:

- 1 šaldytos pitajos pakelis
- 1/2 puodelio šaldytų sumaišytų uogų
- 1/2 šaldyto banano
- 1/2 puodelio migdolų pieno
- Priedai: šviežios uogos, pjaustytas bananas, granola ir kokoso riešutas.

INSTRUKCIJOS

a) Sumaišykite šaldytą pitajos pakuotę, šaldytas sumaišytas uogas, šaldytą bananą ir migdolų pieną trintuve iki vientisos masės.

b) Supilkite mišinį į dubenį ir sudėkite priedus.

34. Pitaya Green Bowl

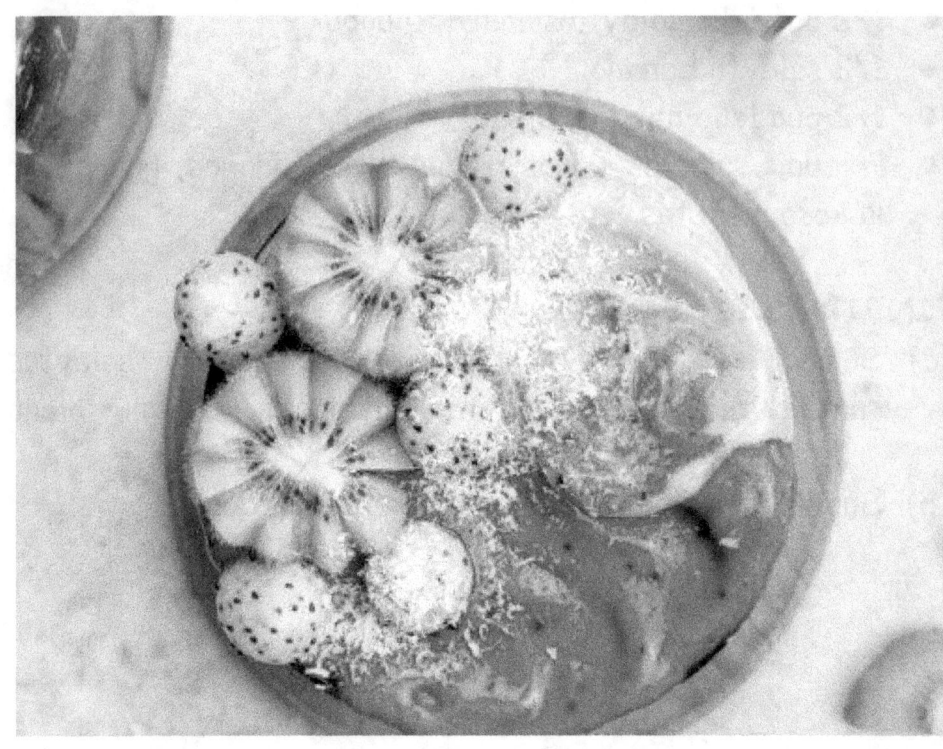

INGRIDIENTAI:
- 1 šaldytos pitajos pakelis
- 1/2 šaldyto banano
- 1/2 puodelio šaldytų ananasų
- 1/2 puodelio špinatų
- 1/2 puodelio kokoso vandens
- Priedai: pjaustytas bananas, šviežios uogos, granola ir susmulkintas kokosas.

INSTRUKCIJOS

a) Sumaišykite šaldytą pitajos pakuotę, šaldytą bananą, šaldytą ananasą, špinatus ir kokoso vandenį maišytuve iki vientisos masės.

b) Supilkite mišinį į dubenį ir sudėkite priedus.

35. Žaliasis avokado dubuo

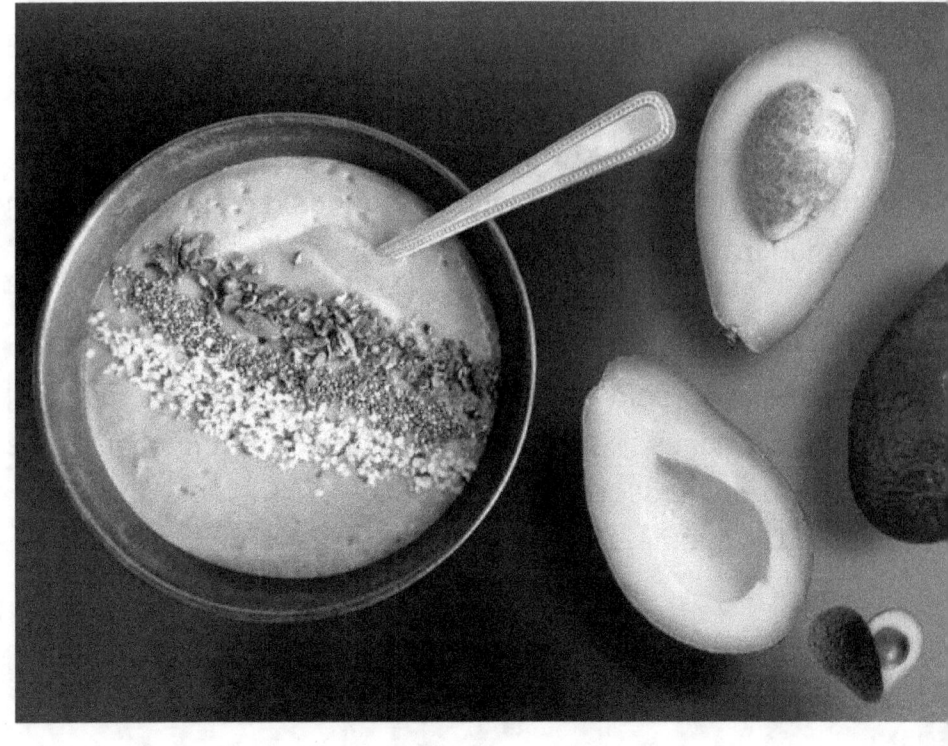

INGRIDIENTAI:
- 1/2 avokado
- 1/2 puodelio šaldytų ananasų
- 1/2 puodelio špinatų
- 1/2 puodelio kokoso vandens
- Priedai: pjaustytas bananas, šviežios uogos ir granola.

INSTRUKCIJOS

a) Blenderiu sutrinkite avokadą, šaldytus ananasus, špinatus ir kokosų vandenį iki vientisos masės.

b) Supilkite mišinį į dubenį ir sudėkite priedus.

36. Kokosų papajos dubuo

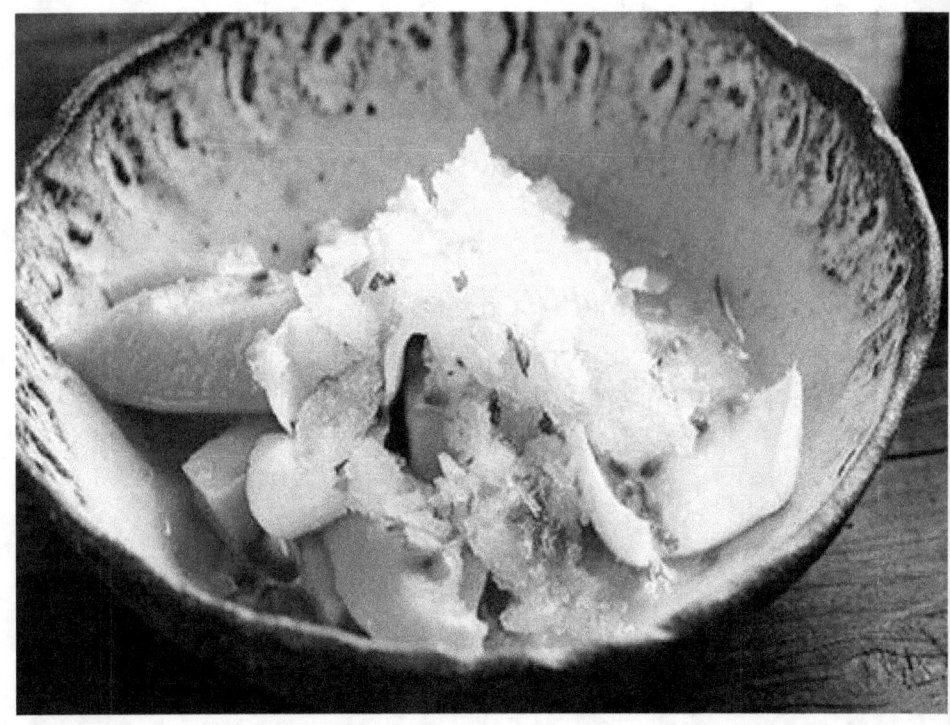

INGRIDIENTAI:

- 1/2 puodelio šaldytos papajos
- 1/2 puodelio kokosų pieno
- 1/2 šaldyto banano
- 1 valgomasis šaukštas chia sėklų
- Priedai: pjaustytas bananas, šviežios papajos gabaliukai, kokoso skeveldros ir granola.

INSTRUKCIJOS

a) Sumaišykite šaldytą papają, kokosų pieną, šaldytą bananą ir chia sėklas maišytuve iki vientisos masės.
b) Supilkite mišinį į dubenį ir sudėkite priedus.

37. Budos tropinis dubuo

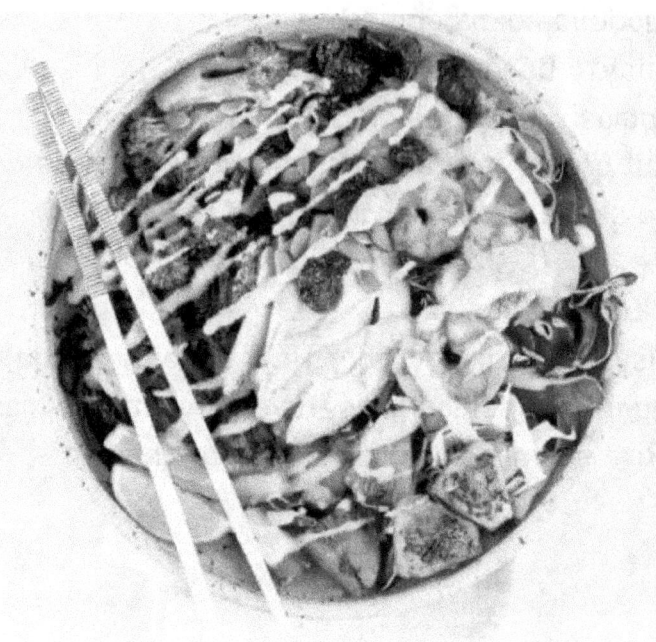

INGRIDIENTAI:
- 1/2 puodelio šaldytų mišrių tropinių vaisių
- 1/2 šaldyto banano
- 1/2 puodelio kokoso vandens
- 1 valgomasis šaukštas chia sėklų
- Priedai: pjaustytas bananas, šviežios uogos ir granola.

INSTRUKCIJOS
a) Sumaišykite šaldytus atogrąžų vaisius, šaldytus bananus, kokosų vandenį ir chia sėklas maišytuve iki vientisos masės.
b) Supilkite mišinį į dubenį ir sudėkite priedus.

38. Budos žemės riešutų sviesto dubuo

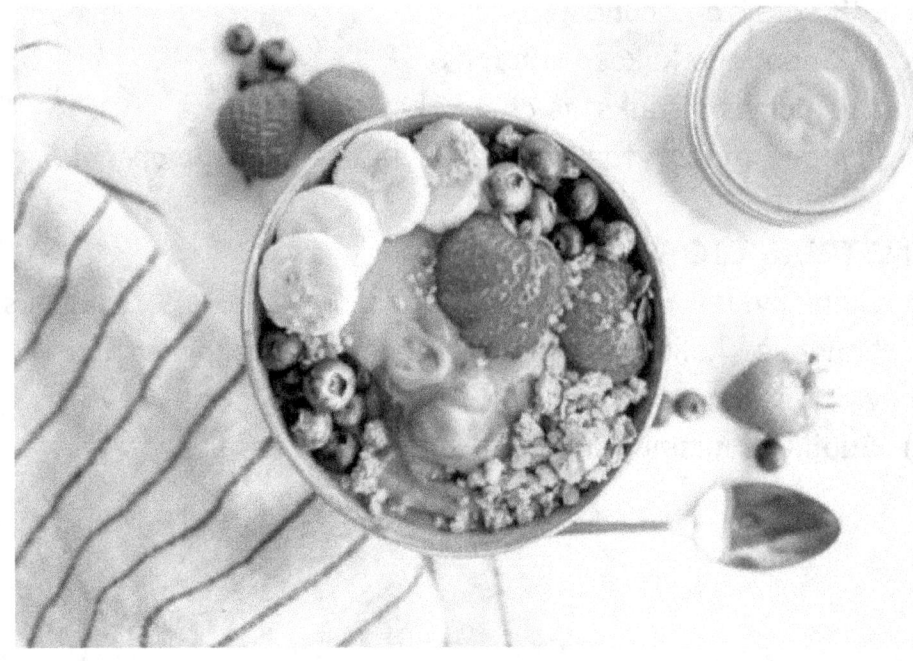

INGRIDIENTAI:
- 1/2 puodelio graikiško jogurto
- 1/4 puodelio žemės riešutų sviesto
- 1/2 šaldyto banano
- 1/4 puodelio granola
- Priedai: pjaustytas bananas ir šviežios uogos.

INSTRUKCIJOS
a) Dubenyje sumaišykite graikišką jogurtą, žemės riešutų sviestą, šaldytą bananą ir granolą.
b) Ant viršaus uždėkite pjaustytą bananą ir šviežias uogas.

39. Kokoso mango dubuo

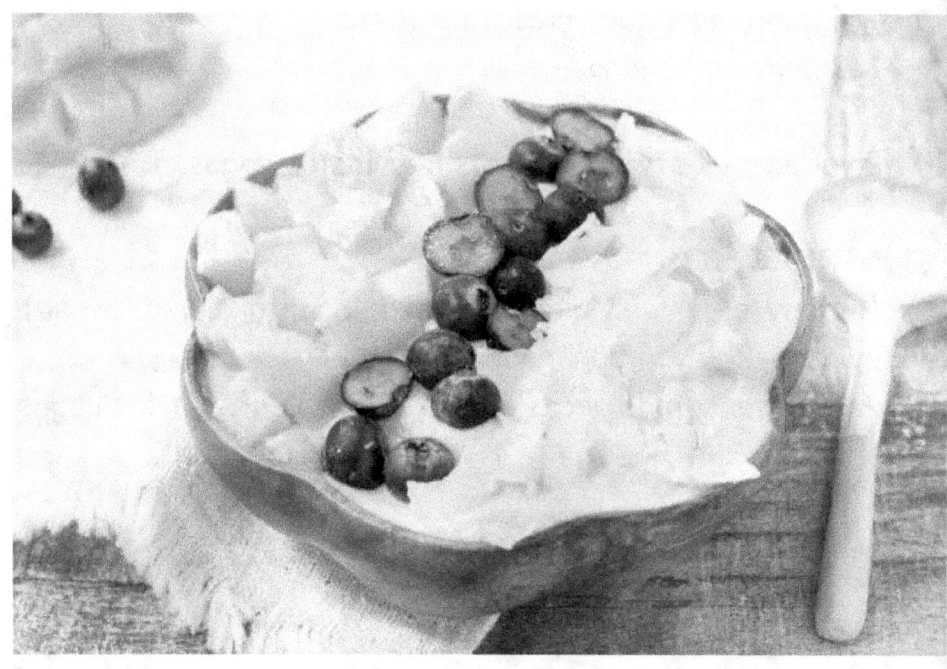

INGRIDIENTAI:
- 1/2 puodelio šaldyto mango
- 1/2 puodelio kokosų pieno
- 1/2 šaldyto banano
- 1 valgomasis šaukštas kanapių sėklų
- Priedai: pjaustytas bananas, švieži mango gabaliukai, kokoso skeveldros ir granola.

INSTRUKCIJOS

a) Sumaišykite šaldytą mangą, kokosų pieną, šaldytą bananą ir kanapių sėklas maišytuve iki vientisos masės.
b) Supilkite mišinį į dubenį ir sudėkite priedus.

40. Obuolių pyrago Farro pusryčių dubenys

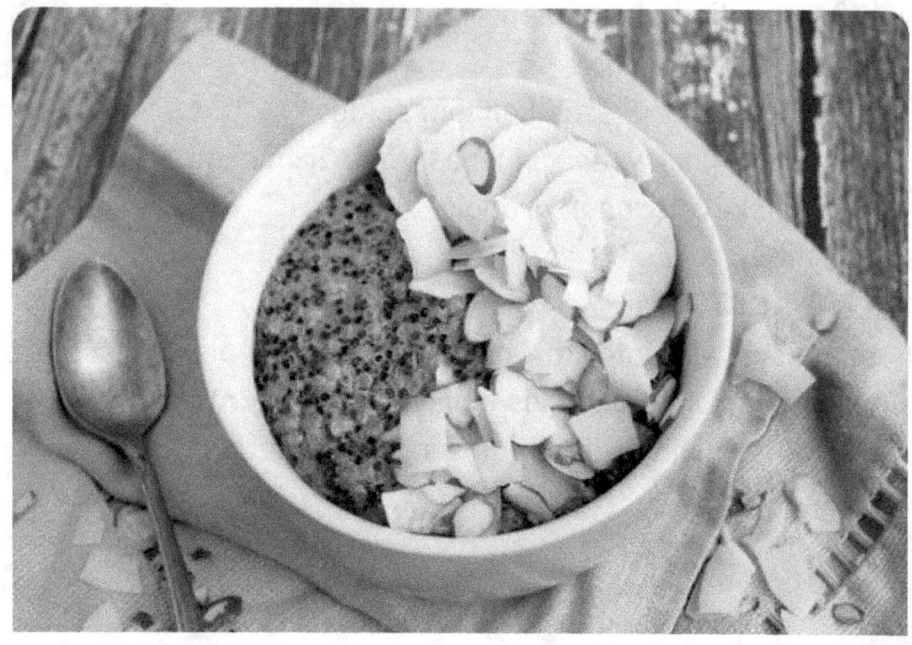

INGRIDIENTAI:
- 2 obuoliai, supjaustyti, padalinti
- 1 puodelis (165 g) perlų farro
- 4 puodeliai (940 ml) vandens
- 1½ puodelio (355 ml) pieno (pieninio arba nepieninio)
- 1 arbatinis šaukštelis (2 g) malto cinamono
- ½ arbatinio šaukštelio malto imbiero
- ⅛ arbatinio šaukštelio kvapiųjų pipirų
- Smulki jūros druska
- 2 šaukštai (30 ml) klevų sirupo, medaus arba agavos
- ½ arbatinio šaukštelio vanilės ekstrakto
- Skrudinti pekano riešutai
- Razinos
- Skrudintos moliūgų sėklos
- Kanapių sėklos

INSTRUKCIJOS

a) Į vidutinį puodą įpilkite vieną iš pjaustytų obuolių kartu su farro, vandeniu, pienu, cinamonu, imbieru, kvapniais pipirais ir žiupsneliu druskos ir išmaišykite. Užvirinkite. Sumažinkite ugnį iki minimumo, uždenkite ir troškinkite, retkarčiais pamaišydami, kol suminkštės, 30–35 minutes. Visas skystis nebus absorbuojamas. Nukelkite nuo ugnies, įmaišykite klevų sirupą, medų arba agavą ir vanilę, tada uždenkite ir troškinkite 5 minutes.

b) Norėdami patiekti, farro padalinkite į dubenėlius. Įdėkite likusį obuolį ir ant viršaus pabarstykite pekano riešutais, razinomis, moliūgų sėklomis ir kanapių sėklomis.

41.Granatų ir Freekeh Tabbouleh dubenys

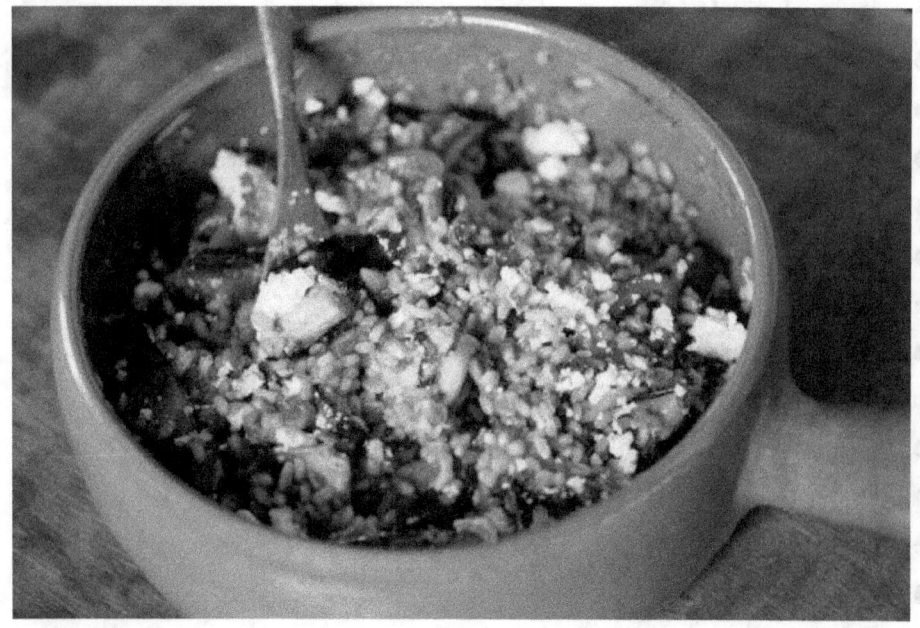

INGRIDIENTAI:

- ¾ puodelio (125 g) krekingo freekeh
- 2 puodeliai (470 ml) vandens
- Smulkios jūros druskos ir šviežiai maltų juodųjų pipirų
- 1 traškus obuolys su šerdimi ir kubeliais, padalintas
- 1 puodelis (120 g) granatų arilų
- ½ puodelio (24 g) kapotų šviežių mėtų
- 1 valgomasis šaukštas (15 ml) aukščiausios kokybės pirmojo spaudimo alyvuogių aliejaus
- 1½ šaukšto (23 ml) apelsinų žiedų vandens
- 2 puodeliai (480 g) natūralaus graikiško jogurto
- Skrudinti nesūdyti migdolai, susmulkinti

INSTRUKCIJOS

a) Vidutiniame puode sumaišykite freekeh, vandenį ir žiupsnelį druskos. Užvirinkite, sumažinkite ugnį iki mažos ir virkite 15 minučių, retkarčiais pamaišydami, kol visas skystis susigers ir freekeh suminkštės. Nukelkite nuo ugnies, uždenkite dangčiu ir troškinkite apie 5 minutes. Perkelkite freekeh į dubenį ir visiškai atvėsinkite.

b) Į „freekeh" įpilkite pusę obuolio ir granatų, mėtų, alyvuogių aliejaus ir porą maltų pipirų ir gerai išmaišykite, kad susimaišytų.

c) Į jogurtą įmaišykite apelsinų žiedų vandenį, kol gerai susimaišys.

d) Norėdami patiekti, padalykite freekeh į dubenis. Uždenkite apelsinu kvepiančiu jogurtu, likusiu obuoliu ir migdolais.

42. Vitamino C papajos dubenys

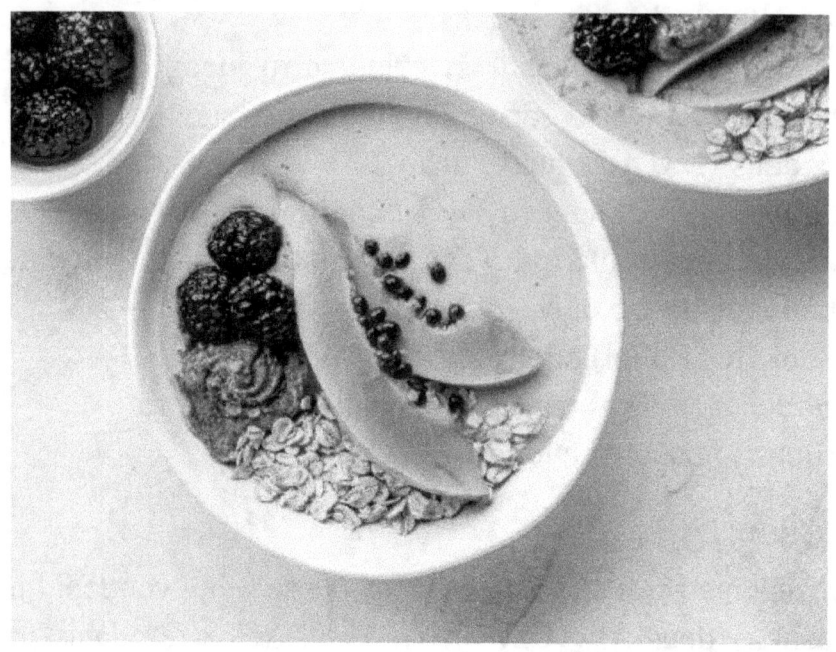

INGRIDIENTAI:

- 4 šaukštai (40 g) burnočių, padalinti
- 2 mažos prinokusios papajos (apie 1 svaras arba 455 g kiekviena)
- 2 puodeliai (480 g) kokoso jogurto
- 2 kiviai, nulupti ir supjaustyti kubeliais
- 1 didelis rožinis greipfrutas, nuluptas ir suskirstytas į segmentus
- 1 didelė bamba apelsinas, nuluptas ir suskirstytas į segmentus
- Kanapių sėklos
- Juodosios sezamo sėklos

INSTRUKCIJOS

a) Ant vidutinės ugnies keletą minučių pakaitinkite aukštą, platų puodą. Patikrinkite, ar keptuvė pakankamai karšta, įdėdami keletą burnočių grūdelių. Jie turėtų virpėti ir iššokti per kelias sekundes. Jei ne, pakaitinkite keptuvę minutę ilgiau ir išbandykite dar kartą. Kai keptuvė pakankamai įkaista, įberkite 1 valgomąjį šaukštą (10 g) burnočių. Grūdai turėtų pradėti pūsti per kelias sekundes. Uždenkite puodą ir retkarčiais pakratykite, kol visi grūdai iššoks. Supilkite susmulkintus burnočius į dubenį ir pakartokite su likusiu burnočiu po 1 valgomąjį šaukštą (10 g) kas valandą.

b) Papajas perpjaukite per pusę išilgai nuo stiebo iki uodegos, tada išimkite ir išmeskite sėklas. Kiekvieną pusę užpildykite skeltu burnočiu ir kokoso jogurtu. Ant viršaus uždėkite kivių, greipfrutų ir apelsinų skilteles, pabarstykite kanapių sėklomis ir sezamo sėklomis.

43. Goji uogų avižinių dribsnių dubuo

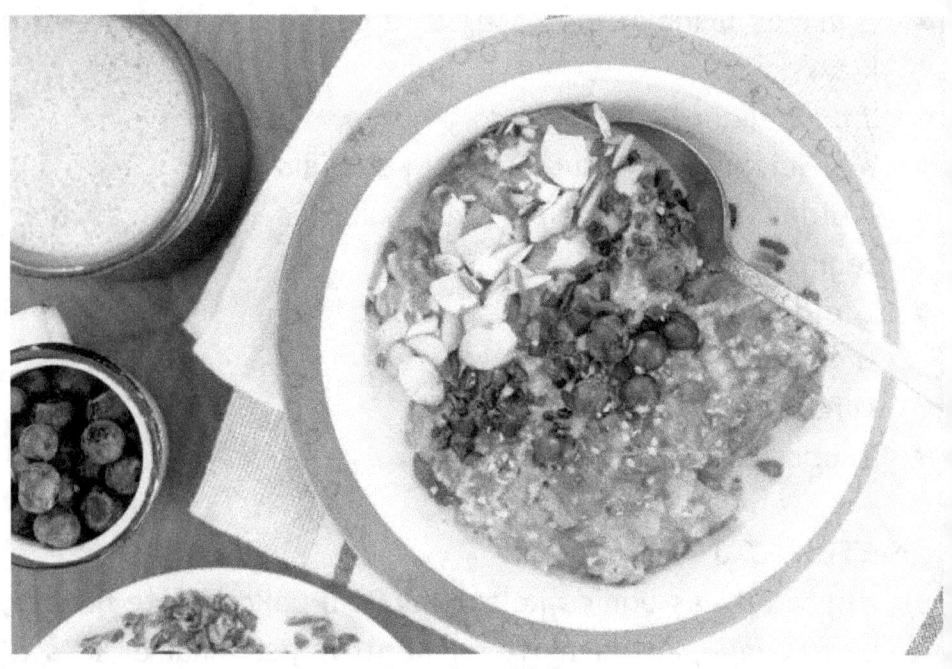

INGRIDIENTAI:

- 1 puodelis virtų avižinių dribsnių
- 1/4 puodelio goji uogų
- 1 valgomasis šaukštas chia sėklų
- 1 valgomasis šaukštas medaus
- Priedai: pjaustytas bananas ir šviežios uogos.

INSTRUKCIJOS

a) Dubenyje sumaišykite virtus avižinius dribsnius, goji uogas, chia sėklas ir medų.
b) Ant viršaus uždėkite pjaustytą bananą ir šviežias uogas.

44. Žalias Açaí dubuo su vaisiais ir uogomis

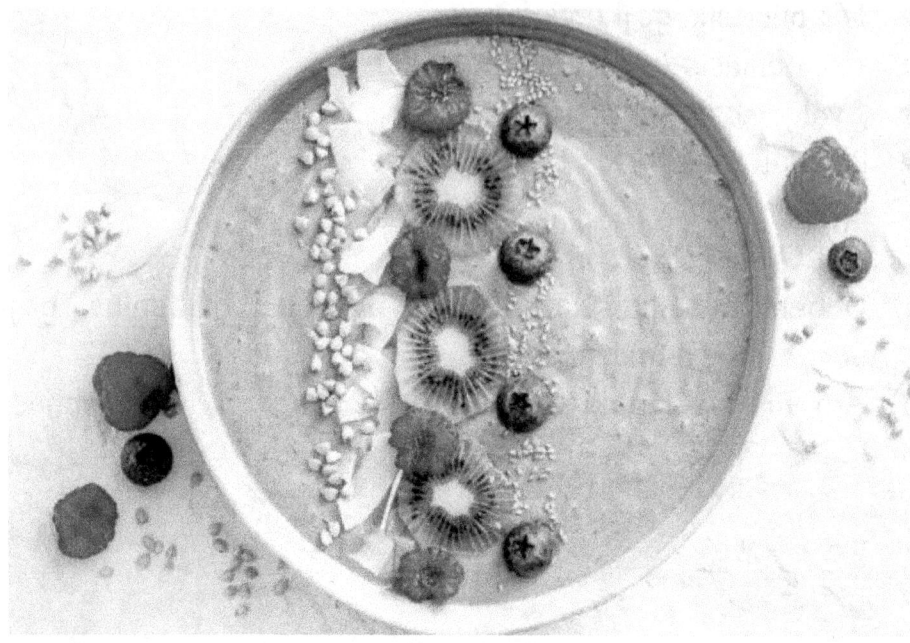

INGRIDIENTAI:

- ½ Açaí tyrės
- ⅛ Puodelis šokoladinio kanapių pieno
- ½ banano
- 2 šaukštai kanapių baltymų miltelių
- 1 arbatinis šaukštelis Maca
- Priedai: švieži sezoniniai vaisiai, kanapių sėklos, švieži bananai, auksinės uogos. Baltieji šilkmedžiai, Goji uogos, kiviai

INSTRUKCIJOS

a) Viską dėkite į trintuvą, sutrinkite iki tikrai tirštumo – jei reikia įpilkite daugiau skysčio – tada supilkite į dubenį.

b) Pabarstykite vaisiais ir viskuo, kas jums patinka!

45. Budos žalias dubuo

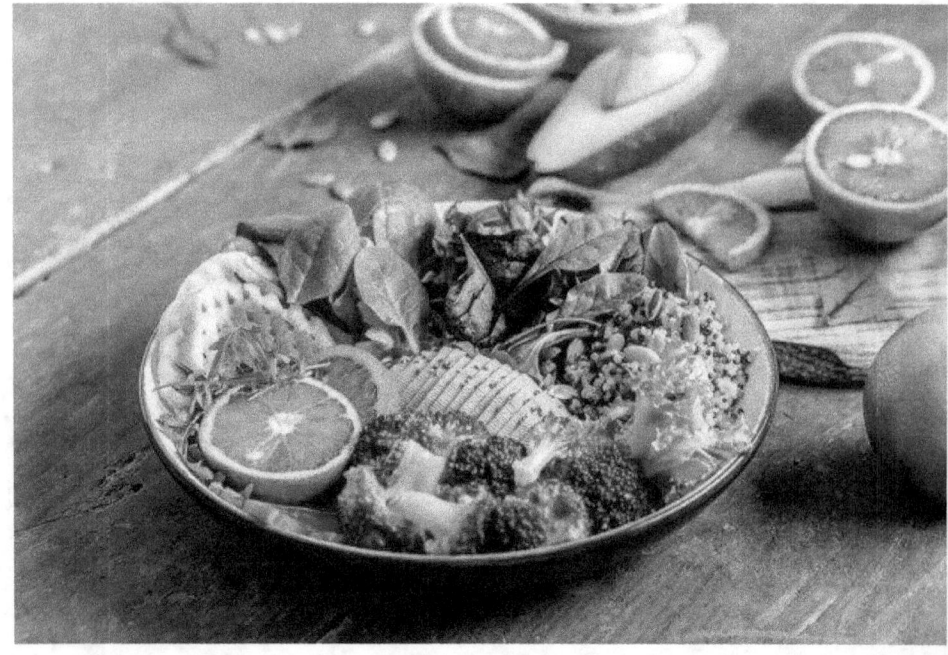

INGRIDIENTAI:
- 1/2 puodelio šaldytų ananasų
- 1/2 šaldyto banano
- 1/2 puodelio špinatų
- 1/2 stiklinės migdolų pieno
- 1 valgomasis šaukštas medaus
- Priedai: pjaustytas bananas, šviežios uogos ir granola.

INSTRUKCIJOS
a) Šaldytus ananasus, šaldytus bananus, špinatus, migdolų pieną ir medų sutrinkite trintuvu iki vientisos masės.
b) Supilkite mišinį į dubenį ir sudėkite priedus.

46. Green Power Fruit Bowl

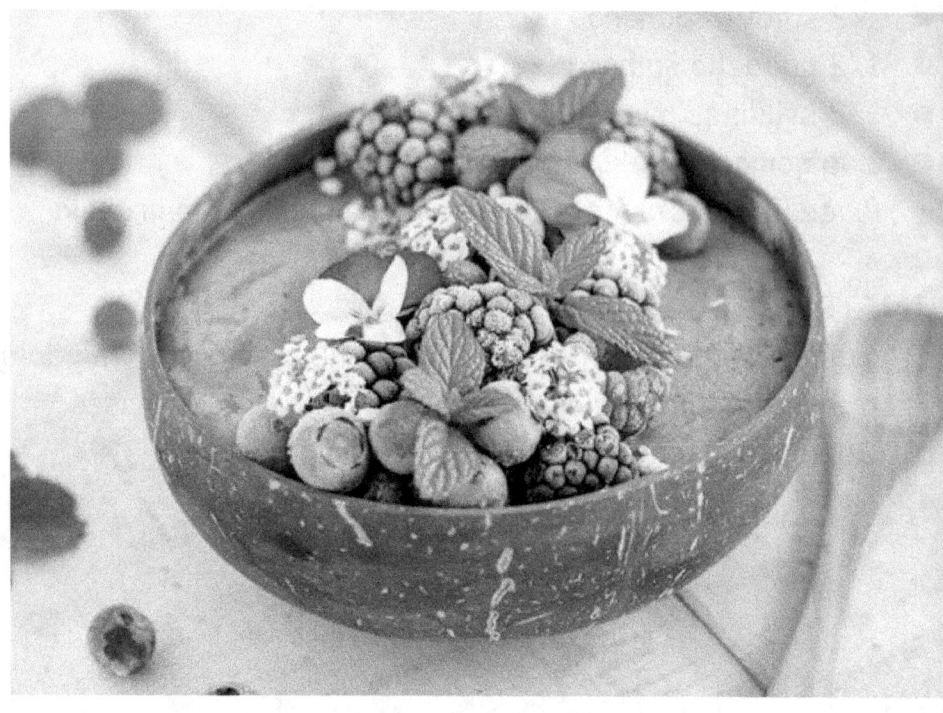

INGRIDIENTAI:
- 1/2 puodelio šaldytų mišrių tropinių vaisių
- 1/2 šaldyto banano
- 1/2 puodelio kopūstų
- 1/2 puodelio kokoso vandens
- Priedai: pjaustytas bananas, šviežios uogos ir granola.

INSTRUKCIJOS
a) Šaldytus sumaišytus atogrąžų vaisius, šaldytus bananus, lapinius kopūstus ir kokosų vandenį sutrinkite maišytuve iki vientisos masės.
b) Supilkite mišinį į dubenį ir sudėkite priedus.

47. Žemės riešutų sviesto bananų dubuo

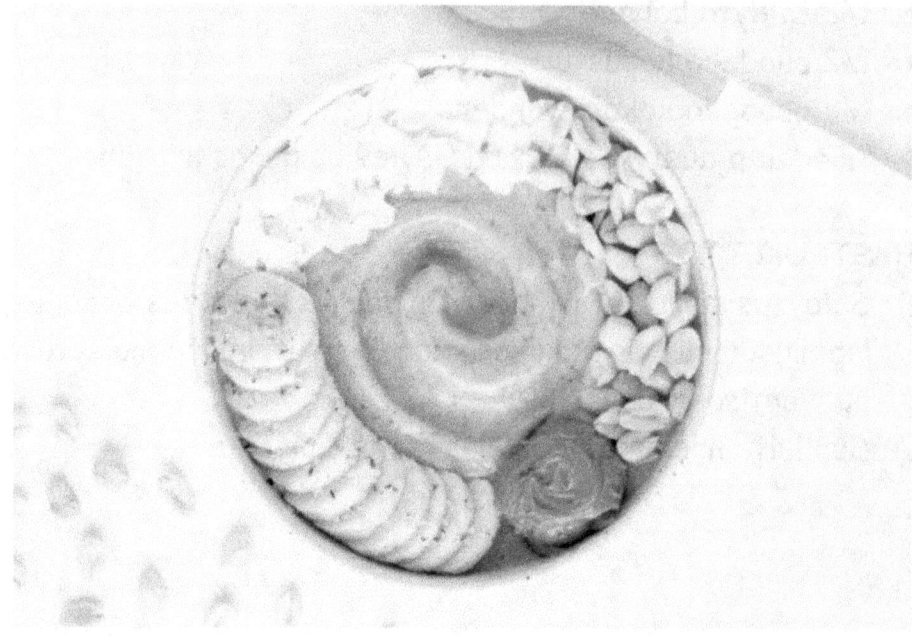

INGRIDIENTAI:
- 1 bananas, supjaustytas
- 1/4 puodelio žemės riešutų sviesto
- 1/4 puodelio kapotų žemės riešutų
- 1 valgomasis šaukštas medaus
- 1/4 puodelio granola

INSTRUKCIJOS

a) Bananų skilteles išdėliokite dubenyje.
b) Žemės riešutų sviestą 10 sekundžių pakaitinkite mikrobangų krosnelėje, kad būtų lengviau ištepti.
c) Ant bananų ištepkite žemės riešutų sviestą, tada uždėkite smulkintų žemės riešutų, medaus ir granola.

48. Šokolado baltymų dubuo

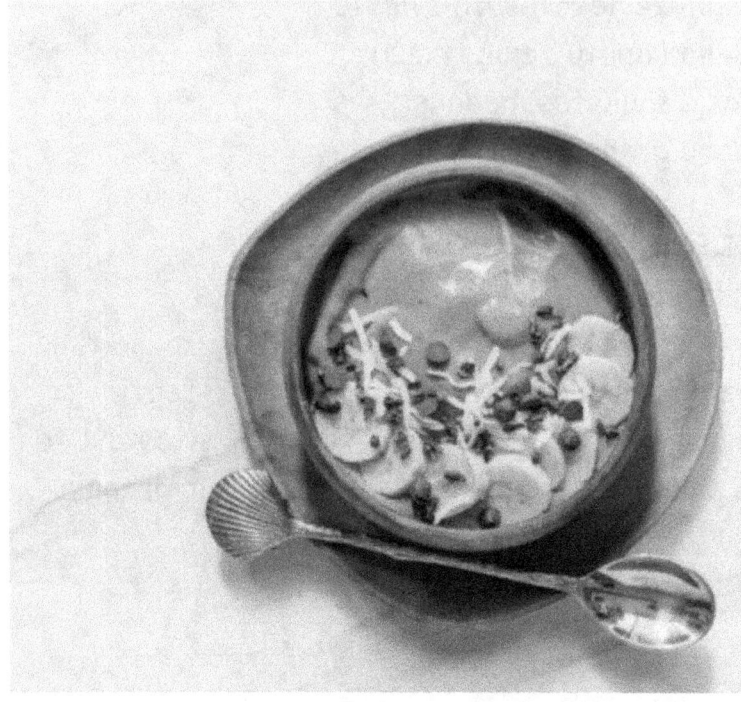

INGRIDIENTAI:
- 1 kaušelis šokoladinių baltymų miltelių
- 1 puodelis migdolų pieno
- 1 bananas, supjaustytas
- 1 valgomasis šaukštas chia sėklų
- Priedai: pjaustyti migdolai ir kokosas

INSTRUKCIJOS

a) Dubenyje sumaišykite baltymų miltelius ir migdolų pieną.

b) Pabarstykite griežinėliais pjaustytu bananu, chia sėklomis, griežinėliais pjaustytais migdolais ir susmulkintu kokosu.

49. Tofu uogų dubuo

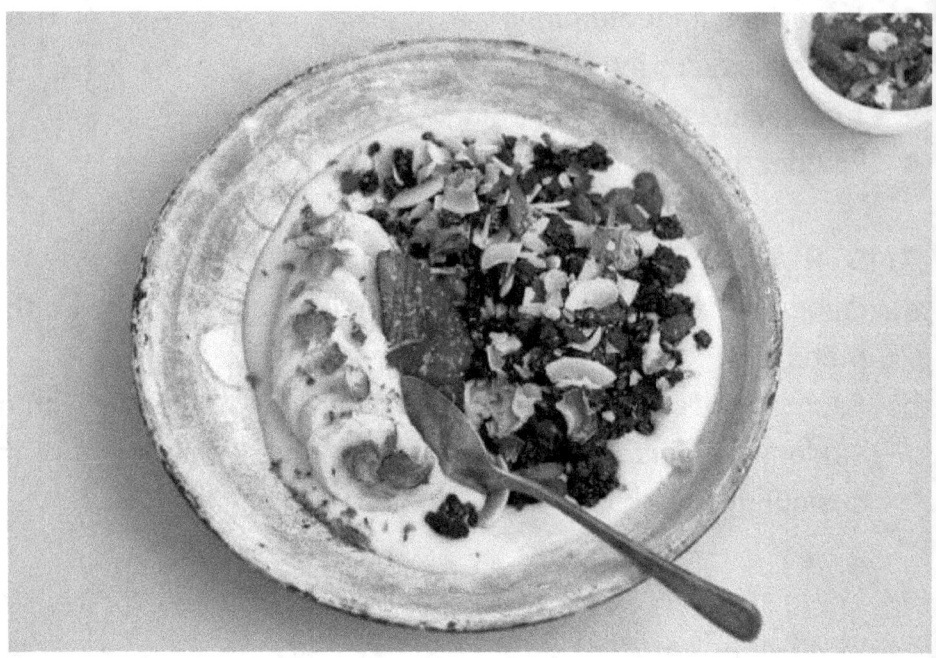

INGRIDIENTAI:

- 1/2 puodelio šilkinio tofu
- 1/2 puodelio mišrių uogų (mėlynių, aviečių, braškių)
- 1 valgomasis šaukštas medaus
- 1/4 puodelio granola

INSTRUKCIJOS

a) Šilkinį tofu ir medų sutrinkite trintuvu iki vientisos masės.
b) Ant viršaus uždėkite sumaišytų uogų ir granola.

50. Žalioji deivės vaisių dubuo

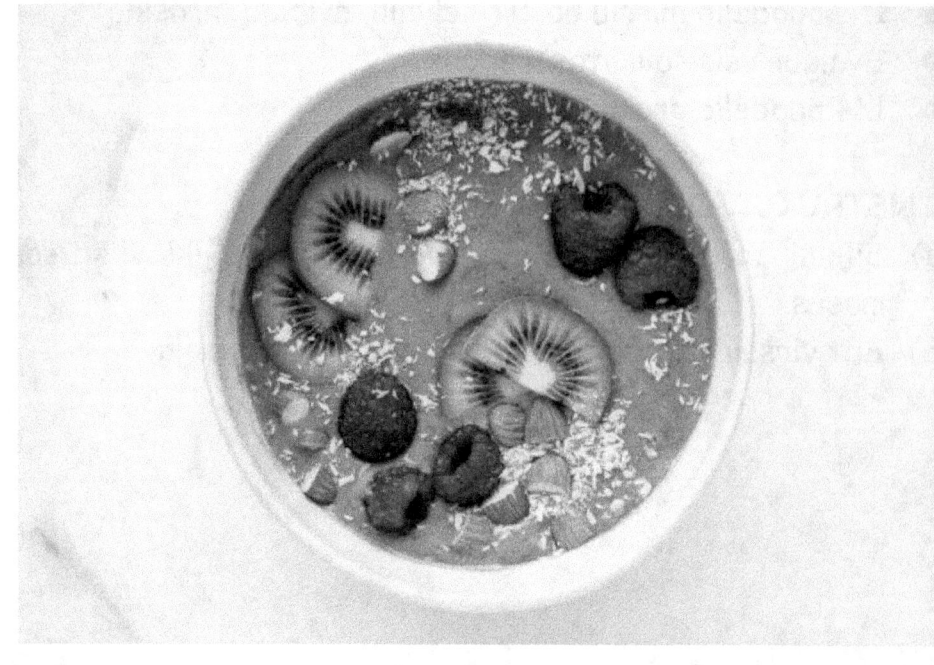

INGRIDIENTAI:

- 1 šaldytas bananas
- 1/2 puodelio šaldytų ananasų
- 1/2 puodelio špinatų
- 1/2 puodelio kokoso vandens
- Priedai: pjaustytas bananas, šviežios uogos ir granola.

INSTRUKCIJOS

a) Šaldytus bananus, šaldytus ananasus, špinatus ir kokosų vandenį sutrinkite trintuvu iki vientisos masės.
b) Supilkite mišinį į dubenį ir sudėkite priedus.

VAIVORYKŠTĖS VAISIŲ SALOTOS

51. Egzotiškų vaisių salotos

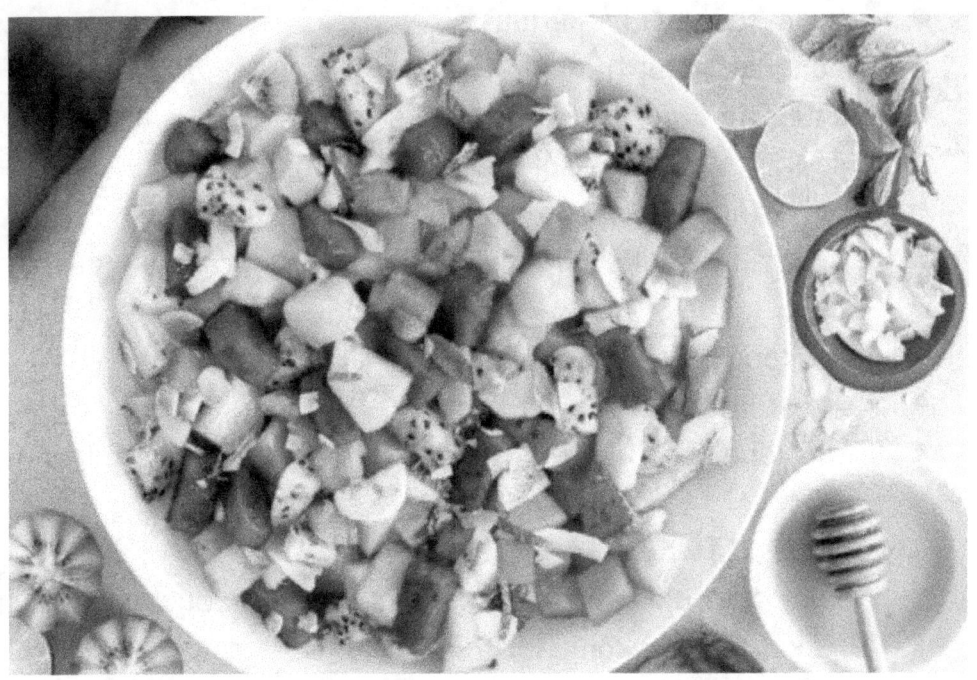

INGRIDIENTAI:
- 2 prinokusių mangų, papajų ar
- 6 kiviai, nulupti ir supjaustyti
- 2 bananai, nulupti ir supjaustyti
- 2 šaukštai konditerinio cukraus
- 2 šaukštai citrinos sulčių arba medaus
- $\frac{1}{2}$ arbatinio šaukštelio vanilės ekstrakto
- $\frac{1}{4}$ arbatinio šaukštelio maltų kiniškų 5 prieskonių miltelių
- $\frac{1}{2}$ aviečių
- 1 drakono vaisius, kubeliais
- Konditerijos cukrus
- Mėtų lapeliai

INSTRUKCIJOS:
a) Suplakite cukrų, citrinos sultis arba medų , vanilę ir kiniškus 5 prieskonių miltelius .
b) Supilkite visus vaisius.
c) Pabarstykite konditerių cukrumi ir papuoškite mėtų lapeliais.

52. Šventinės vaisių salotos

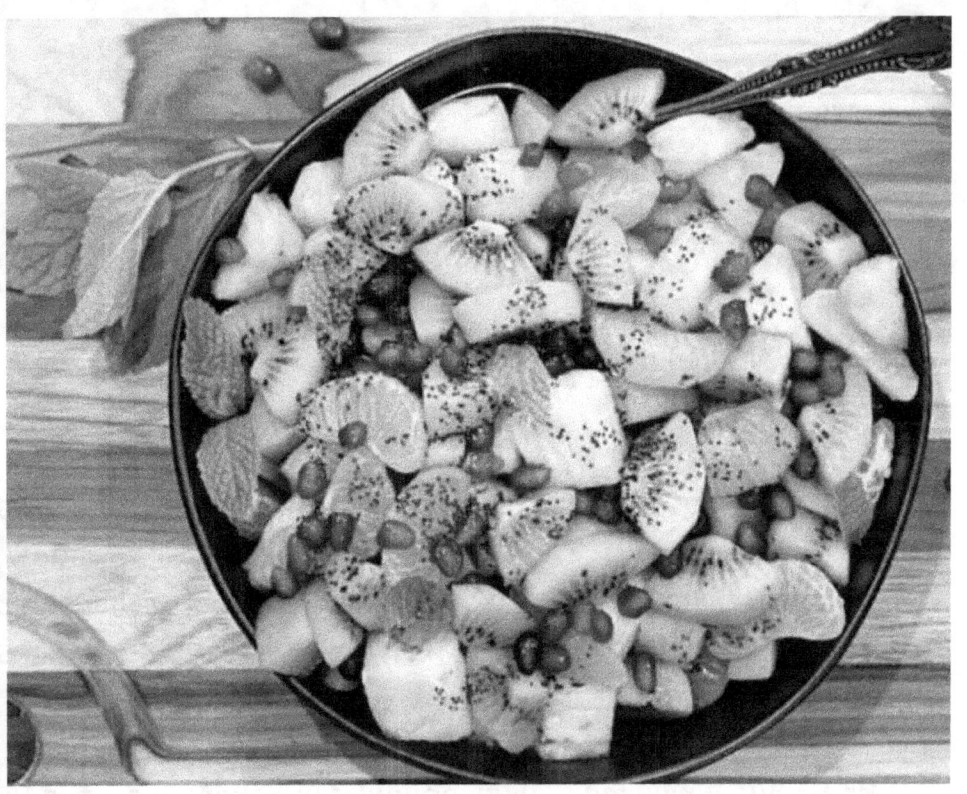

INGRIDIENTAI:

- 1 skardinė ananasų gabalėlių
- ½ stiklinės cukraus
- 3 šaukštai universalių miltų
- 1 Kiaušinis, lengvai pamuštas
- 2 skardinės mandarinų apelsinų
- 1 skardinė kriaušių
- 3 kiviai
- 2 dideli Apple
- 1 puodelis pekano puselės

INSTRUKCIJOS:

a) Nusausinkite ananasus, palikite sultis. Ananasus atidėkite į šalį. Supilkite sultis į nedidelį puodą, suberkite cukrų ir miltus. Užvirinkite. Greitai įmuškite kiaušinius ir virkite, kol sutirštės. Nukelkite nuo ugnies ir atvėsinkite.

b) Atšaldyti. Dideliame dubenyje sumaišykite ananasus, apelsinus, kriaušes, kivius, obuolius ir pekano riešutus.

c) Užpilkite padažu ir gerai išmaišykite. Uždenkite ir atvėsinkite 1 valandą.

53. Vaisių salotos žiemą

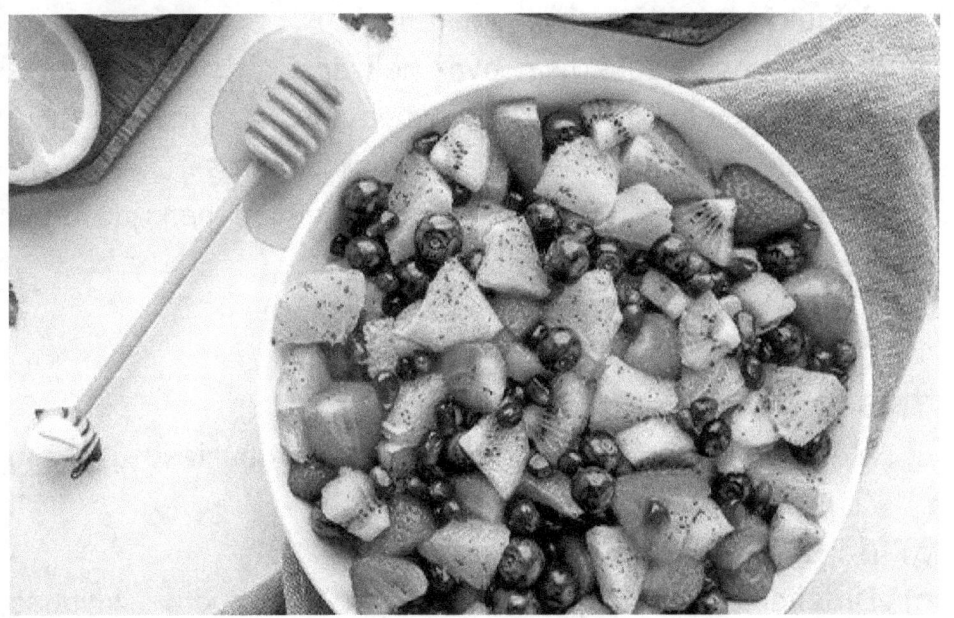

INGRIDIENTAI:

- 2 šaukštai graikinių riešutų aliejaus
- 2 šaukštai šviežių citrinų sulčių
- 1 valgomasis šaukštas agavos nektaro
- 1 Fuji, Gala arba Red Delicious obuolys su šerdimi
- 1 didelis apelsinas, nuluptas ir supjaustytas
- 1 puodelis raudonųjų vynuogių be kauliukų, perpjautų per pusę
- 1 mažas vaisius žvaigždute, supjaustytas

INSTRUKCIJOS:

a) Mažame dubenyje sumaišykite graikinių riešutų aliejų, citrinos sultis ir agavos nektarą.
b) Gerai išmaišykite ir atidėkite į šalį.
c) Dideliame dubenyje sumaišykite obuolį, kriaušę, apelsiną, vynuoges, žvaigždinius vaisius ir graikinius riešutus.
d) Apšlakstykite padažu, išmeskite, kad padengtumėte ir patiekite.

54. Kreminės tropinių vaisių salotos

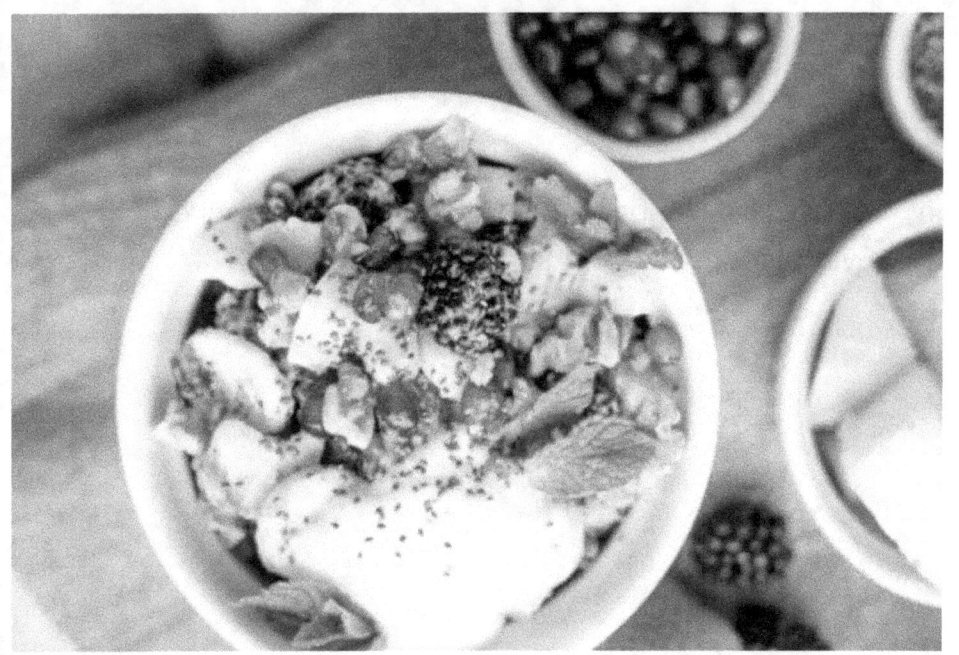

INGRIDIENTAI:
- 15,25 uncijos skardinė tropinių vaisių salotų, nusausinta
- 1 bananas, supjaustytas
- 1 puodelis Šaldytas plaktas užpilas, atšildytas

INSTRUKCIJOS:
a) Vidutiniame dubenyje sumaišykite visus ingredientus .
b) Švelniai išmaišykite, kad pasidengtų.

55.Filipiniečių stiliaus vaisių salotos

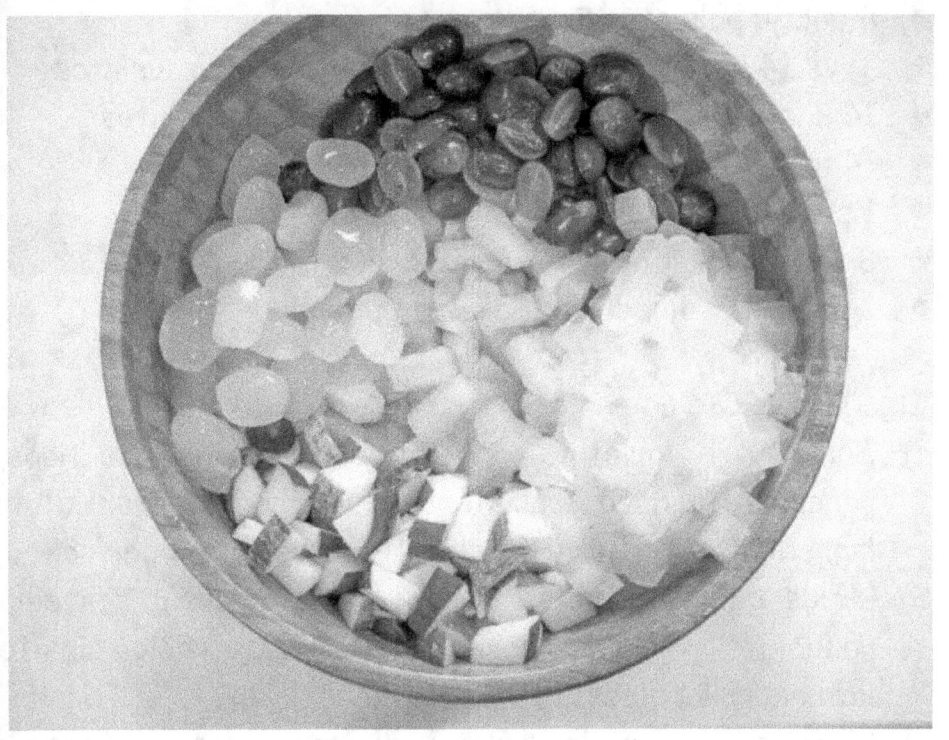

INGRIDIENTAI:

- 1½ stiklinės riebios grietinėlės
- 8 uncijų pakuotė. sūrio kremas
- Trys 14 uncijų skardinės vaisių kokteilio, nusausintos
- 14 uncijų skardinės ananasų gabalėlių, nusausintos
- 14 uncijų skardinių ličiai, nusausinti
- 1 puodelis kokoso
- 8 uncijų pakuotė kapotų migdolų
- 1½ stiklinės kubeliais pjaustytų obuolių

INSTRUKCIJOS:

a) Sumaišykite grietinę ir grietinėlės sūrį iki vientisos, panašios į padažą konsistencijos. Sumaišykite su kitais ingredientais ir gerai išmaišykite, atvėsinkite per naktį.
b) Ličius galima praleisti, vietoj įprasto vaisių kokteilio naudokite tropinių vaisių kokteilį ir pasigaminkite keturias skardines.
c) Filipiniečiai naudoja kažką, vadinamą „Nestle's Cream", bet tai nėra lengva rasti.

56. Haupia su egzotiškų vaisių salotomis

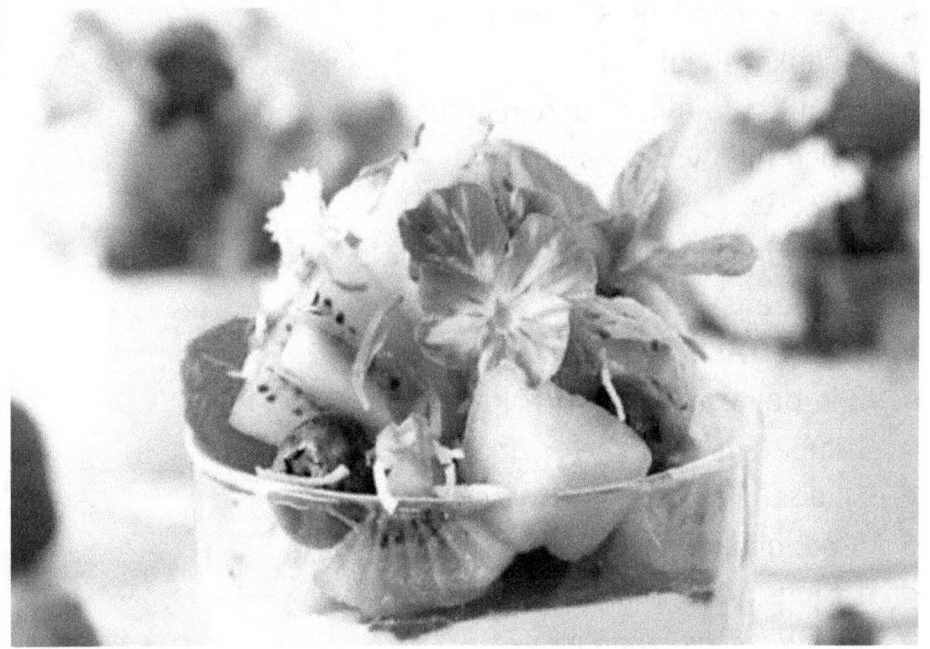

INGRIDIENTAI:

HAUPIJAI:
- 1½ stiklinės kokosų pieno
- 6 šaukštai cukraus
- 6 šaukštai kukurūzų krakmolo
- ¾ puodelio vandens

PADAŽUI:
- ½ puodelio pasifloros vaisių sulčių
- 1 puodelis Cukraus

VAISIŲ SALOToms:
- 2 kubeliais supjaustyti kiviai
- 1 kubeliais pjaustytas ananasas
- 1 kubeliais supjaustyta papaja
- 8 gabaliukai ličio
- 1 pjaustytas bananas
- 1 pjaustytas mangas
- 8 šviežių mėtų šakelės

INSTRUKCIJOS:

a) Haupia: supilkite kokosų pieną į puodą. Sumaišykite cukrų ir kukurūzų krakmolą, supilkite vandenį ir gerai išmaišykite. Sumaišykite cukraus mišinį į kokosų pieną.
b) Virkite ir maišykite ant silpnos ugnies, kol sutirštės. Supilkite į 8 colių kvadratinę keptuvę ir atvėsinkite, kol sutvirtės. Naudodami sausainių formelę supjaustykite ašaros arba žvaigždės formomis.
c) Užvirinkite padažo ingredientus . Atvėsinkite. Sumaišykite vaisių salotų ingredientus , sumaišykite su padažu ir atidėkite.
d) Ant šaltos lėkštės sudėkite tris ar keturis Haupia gabaliukus ir išdėliokite vaisius.

e) Papuoškite šviežiomis mėtomis.

57. Ambrosia vaisių salotos

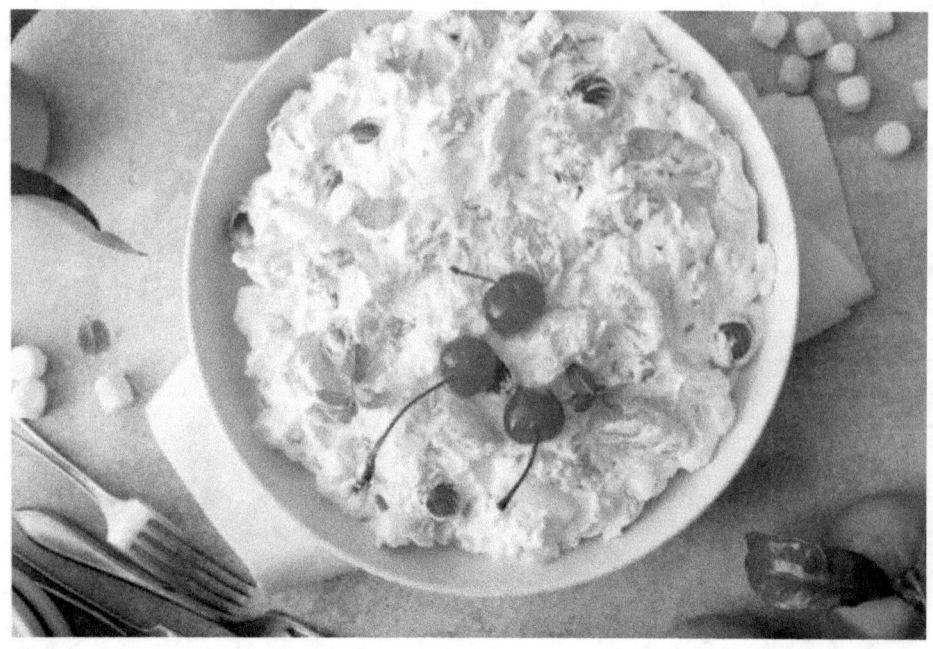

INGRIDIENTAI:
- 2 skardinės Mandarinų apelsinai, nusausinti
- 2 Ananasai, gabalėliai, nusausinti
- 2 bananai, supjaustyti
- 2 puodeliai Vynuogės, žalios arba raudonos be sėklų
- 2 vanilinio jogurto
- 1 puodelis Migdolų, susmulkintų
- 2 puodeliai kokoso, susmulkintų
- 2 puodeliai Zefyrų, mini

INSTRUKCIJOS:
a) Sumaišykite visus ingredientus ir atvėsinkite.

58. Vaisių salotos su mėtų padažu

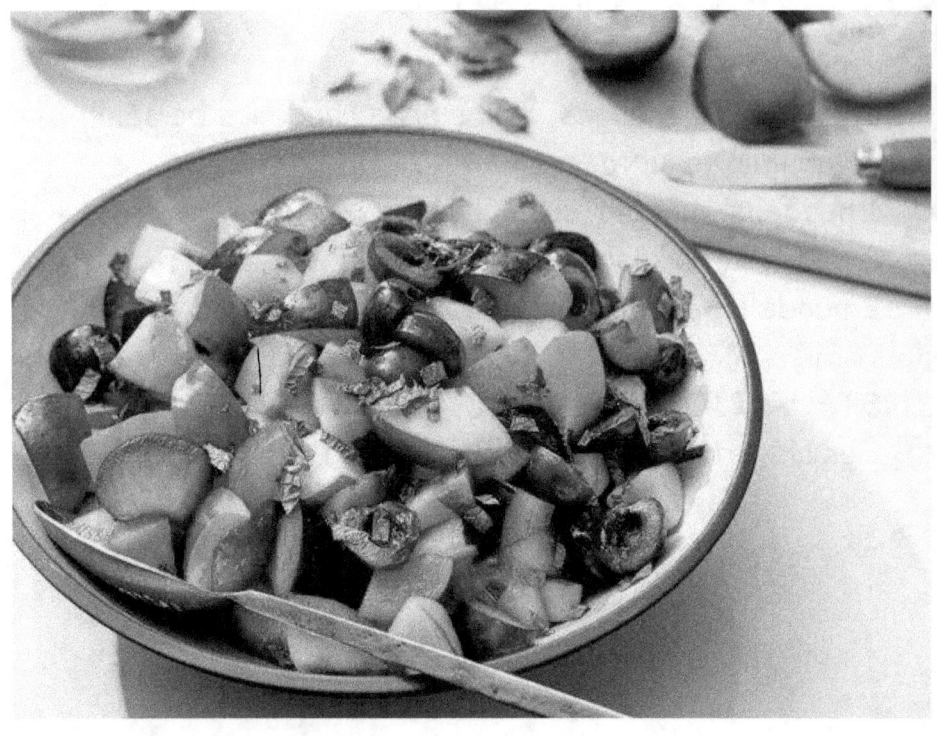

INGRIDIENTAI:

- ½ puodelio natūralaus jogurto
- 1 valgomasis šaukštas medaus, du skoniai
- 1 šaukštas Amaretto, du žiupsneliai
- ½ arbatinio šaukštelio vanilės ekstrakto
- 1 brūkšnis muskato riešuto
- 2 šaukštai maltos šviežios mėtų
- 5 Puodeliai šviežių vaisių, supjaustytų gabalėliais
- Sveiki mėtų lapeliai papuošimui

INSTRUKCIJOS:

a) Sumaišykite visus padažo ingredientus nedideliame dubenyje ir maišykite iki vientisos masės.
b) Sumaišykite vaisius maišymo dubenyje. Įpilkite padažo ir gerai išmaišykite.
c) Perkelkite į serviravimo dubenį ir papuoškite visais mėtų lapeliais.
d) Prieš patiekdami uždenkite ir trumpai atvėsinkite .

59. Šri Lankos vaisių salotos

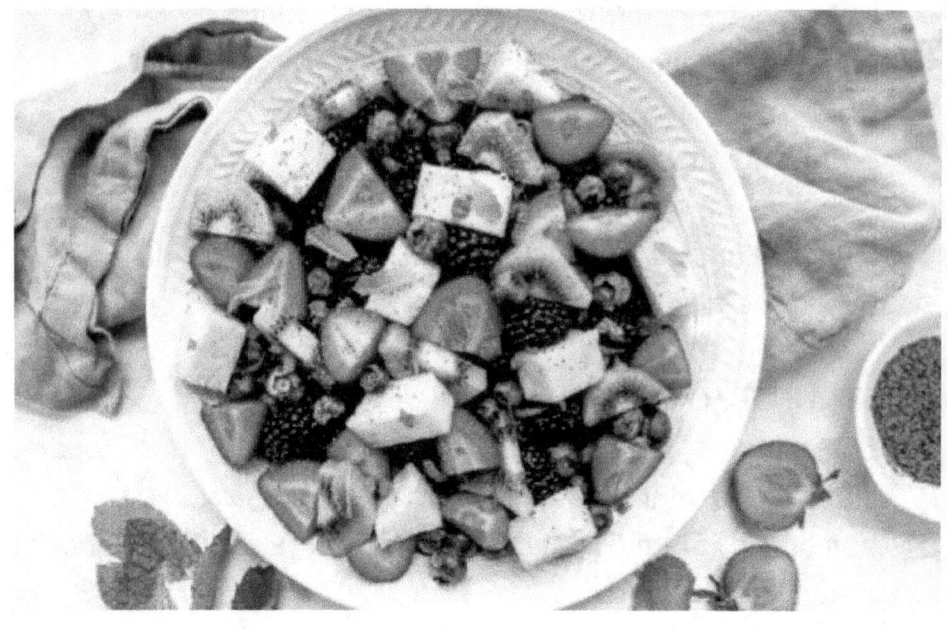

INGRIDIENTAI:

- 2 mangai, tarkuoti
- 1 papaja, tarkuota
- 1 ananasas
- 2 Apelsinai
- 2 bananai
- 1 laimas, sultys iš
- 110 gramų cukraus vandens
- 1 arbatinis šaukštelis vanilės
- 25 mililitrai romo

INSTRUKCIJOS:

a) Nulupkite ir supjaustykite mangus, papajas ir ananasus. Apelsinus nulupkite, išimkite sėklalizdžius ir padalinkite į dalis. Nulupkite ir supjaustykite bananus ir apšlakstykite laimo sultimis, kad nepakeistų spalvos.

b) Lengvai sumaišykite visus vaisius salotų dubenyje. Užvirinkite cukrų ir vandenį, o kai cukrus ištirps, nukelkite nuo ugnies ir leiskite atvėsti. Į cukraus sirupą įpilkite vanilės esencijos ir romo ir užpilkite vaisių salotas. Prieš patiekdami palikite šaldytuve atvėsti.

60. Mimozos vaisių salotos

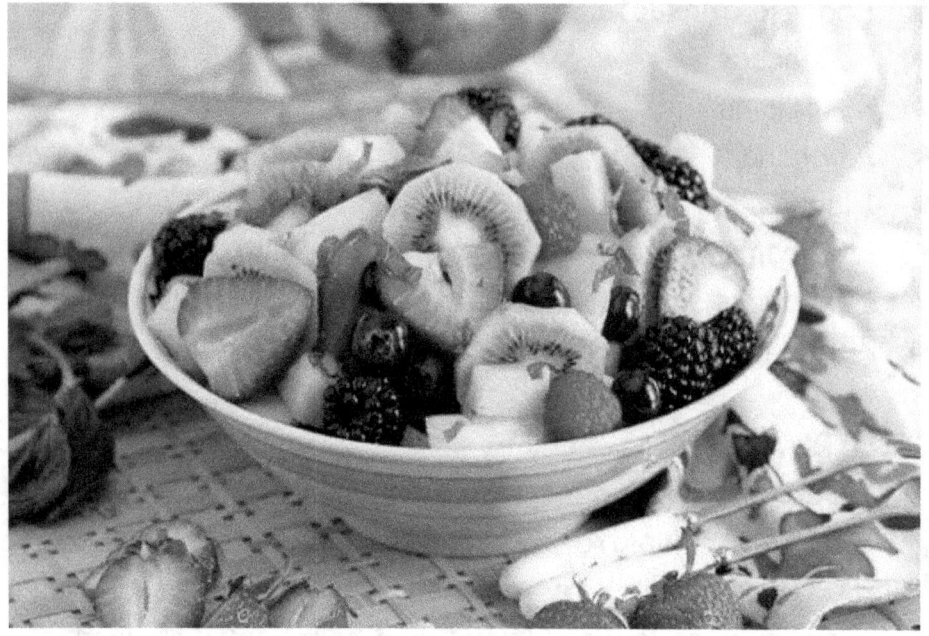

INGRIDIENTAI:

- 3 kiviai, nulupti ir supjaustyti
- 1 puodelis gervuogių
- 1 puodelis mėlynių
- 1 puodelis braškių, supjaustytų ketvirčiais
- 1 puodelis ananasų, supjaustytų mažais gabalėliais
- 1 puodelis Prosecco, atšaldytas
- $\frac{1}{2}$ puodelio šviežiai spaustų apelsinų sulčių
- 1 valgomasis šaukštas medaus
- $\frac{1}{2}$ puodelio šviežių mėtų

INSTRUKCIJOS:

a) Dideliame dubenyje sumaišykite visus vaisius.
b) Vaisius užpilkite Prosecco, apelsinų sultimis ir medumi ir atsargiai išmaišykite, kad susimaišytų.
c) Papuoškite mėtomis ir patiekite.

61. Mojito vaisių salotos

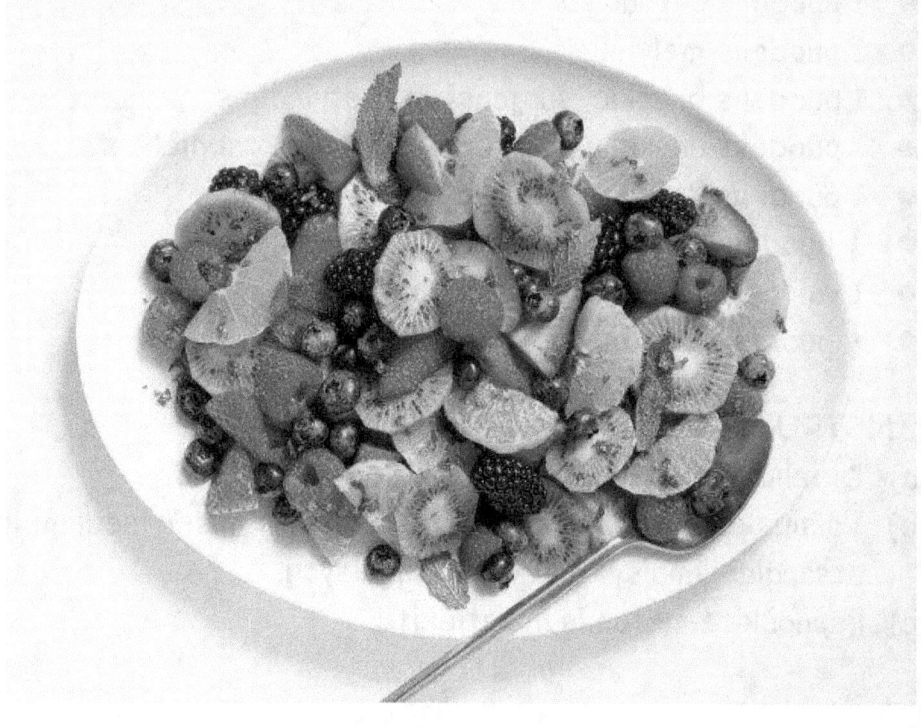

INGRIDIENTAI:
- 4 puodeliai susmulkinto arbūzo
- 1 svaras braškių, susmulkintų
- 6 uncijos aviečių
- 6 uncijos mėlynių
- ¼ puodelio supakuotų mėtų, susmulkintų
- ¼ puodelio šviežių laimo sulčių
- 3 šaukštai cukraus pudros

INSTRUKCIJOS:

a) Į didelį dubenį sudėkite arbūzą, braškes, avietes, mėlynes ir mėtas.

b) Nedideliame dubenyje sumaišykite žaliosios citrinos sultis ir cukraus pudrą, tada užpilkite ant vaisių ir uogų.

c) Švelniai išmeskite mentele ir prieš patiekdami palikite šaldytuve bent 15, kad pradėtų išsiskirti natūralios vaisių sultys.

62. Margaritos vaisių salotos

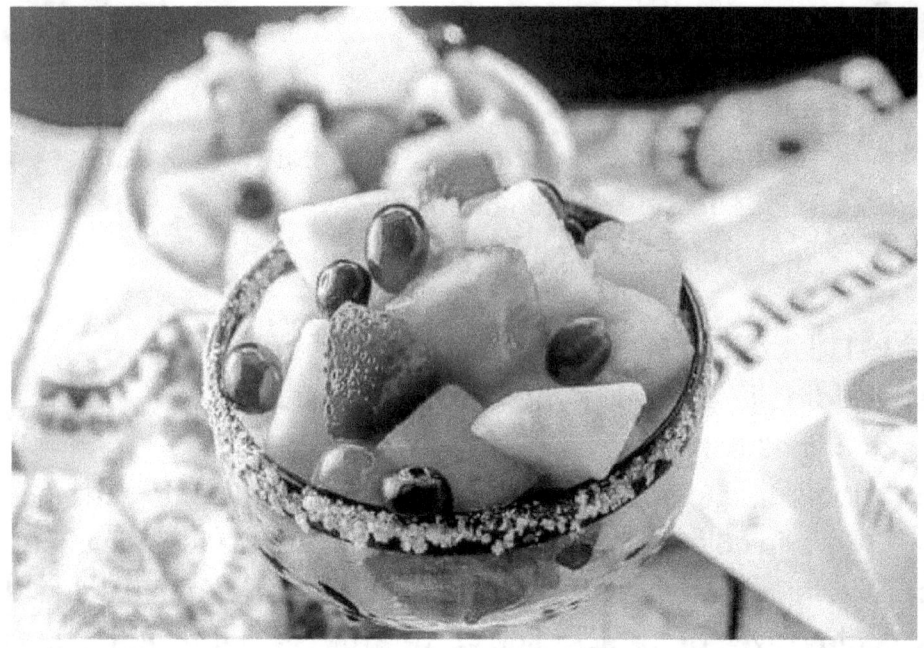

INGRIDIENTAI:

- 1 Kantalupa ir lipčiaus melionas, supjaustytas gabalėliais
- 2 Apelsinai ir greipfrutai, nulupti ir supjaustyti
- 1 mango, nuluptas ir supjaustytas kubeliais
- 2 stiklinės braškių, perpjautos per pusę
- ½ stiklinės cukraus
- ⅓ puodelio apelsinų sulčių
- 3 šaukštai tekilos
- 3 šaukštai apelsinų likerio
- 3 šaukštai laimo sulčių
- 1 puodelis stambiai tarkuoto šviežio kokoso

INSTRUKCIJOS:

a) Sumaišykite vaisius ir atidėkite. Nedideliame puode ant vidutinės ir stiprios ugnies maišydami virkite cukrų ir apelsinų sultis 3 minutes arba kol cukrus ištirps.
b) Įmaišykite tekilą, likerį ir laimo sultis. Šiek tiek atvėsinkite iki kambario temperatūros.
c) Sumaišykite su vaisiais. Uždenkite ir šaldykite bent dvi valandas arba per naktį.
d) Prieš patiekiant, pabarstykite kokosu.

63. Vaisių ir riešutų ryžių salotos

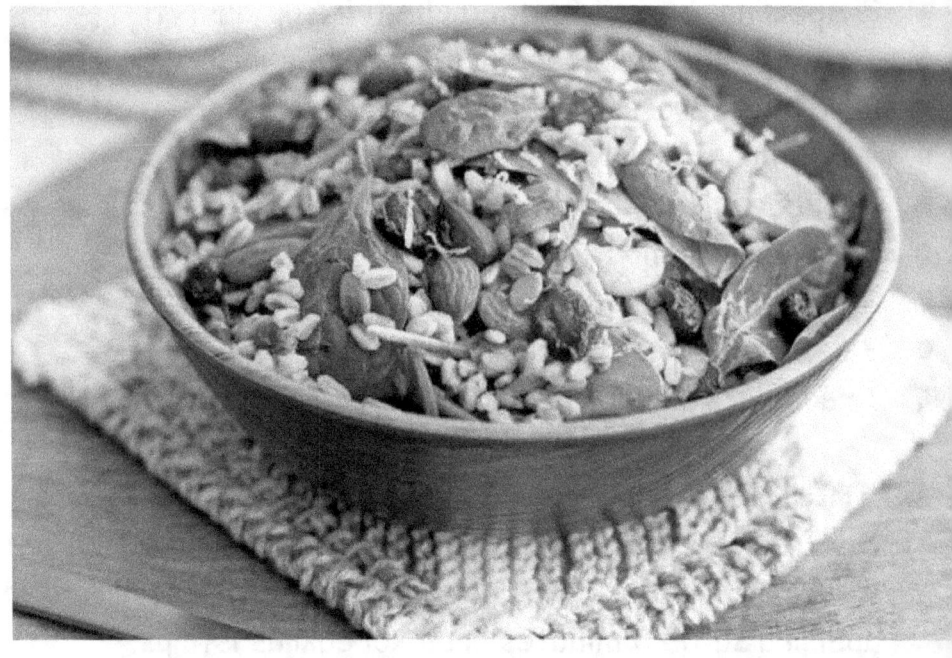

INGRIDIENTAI:

- 125 gramų ilgagrūdžių ir laukinių ryžių mišinys, virti
- 298 gramai skardinių mandarinų skilčių,
- 4 laiškiniai svogūnai, supjaustyti įstrižai
- ½ žaliųjų pipirų, išskobtus ir supjaustytus
- 50 gramų razinų
- 50 gramų anakardžių riešutų
- 15 gramų smulkintų migdolų
- 4 šaukštai apelsinų sulčių
- 1 valgomasis šaukštas baltojo vyno acto
- 1 valgomasis šaukštas Aliejus
- 1 žiupsnelis muskato riešuto
- Druska ir šviežiai malti juodieji pipirai

INSTRUKCIJOS:

a) Visus salotų ingredientus sudėkite į dubenį ir gerai išmaišykite.
b) Atskirame dubenyje sumaišykite visus padažo ingredientus .
c) Padažą užpilkite ant salotų, gerai išmaišykite ir perkelkite į serviravimo indą.

64. Vaisių salotos su riešutais

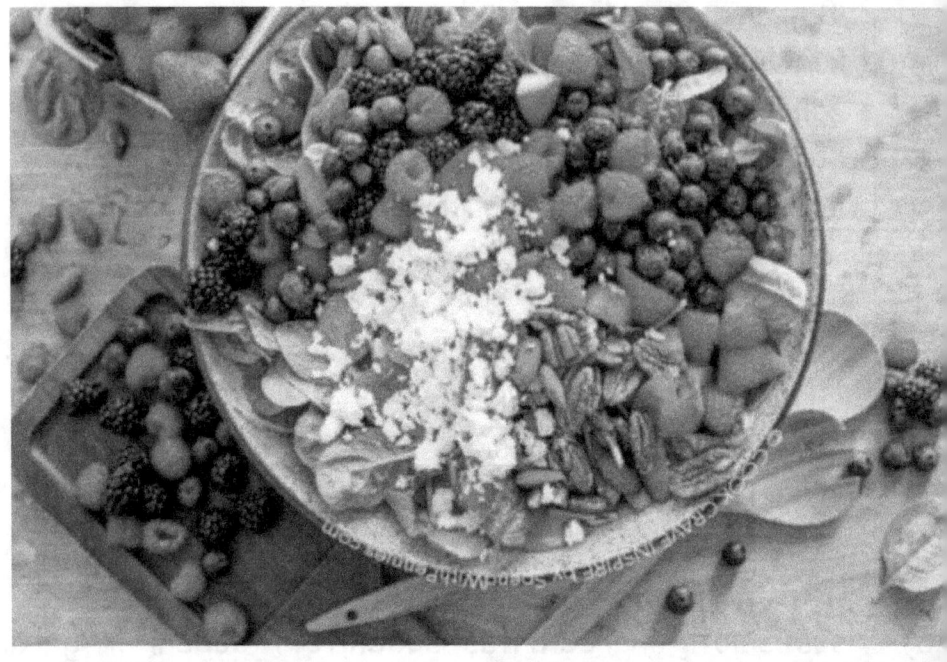

INGRIDIENTAI:

- 1 lipčiaus melionas, mažas
- 2 Apelsinai
- 1 puodelis mėlynųjų vynuogių
- Salotų lapai
- 12 graikinių riešutų puselių
- 8 uncijos jogurto
- 1 valgomasis šaukštas citrinos sulčių
- 1 valgomasis šaukštas apelsinų sulčių
- 1 valgomasis šaukštas pomidorų kečupas
- 2 šaukštai išgarinto pieno
- Druska, brūkšnys
- Baltieji pipirai, brūkšnelis

INSTRUKCIJOS:

a) Išskobkite melioną su meliono baleriu. Apelsinams nupjaukite žievelę, nuimkite baltą plėvelę ir supjaustykite skersai.

b) Vynuoges perpjaukite per pusę ir pašalinkite sėklas. Stiklinį dubenį išklokite salotų lapeliais, o ant salotų sluoksniais išdėliokite meliono rutuliukus, apelsinų skilteles, vynuoges ir graikinius riešutus.

c) Išmaišykite ir gerai išmaišykite visus padažui skirtus ingredientus. Sureguliuokite prieskonius. Užpilkite padažu ant vaisių.

d) Palikite salotų ingredientus marinuotis 30 minučių.

65. Vaisių parfė salotos

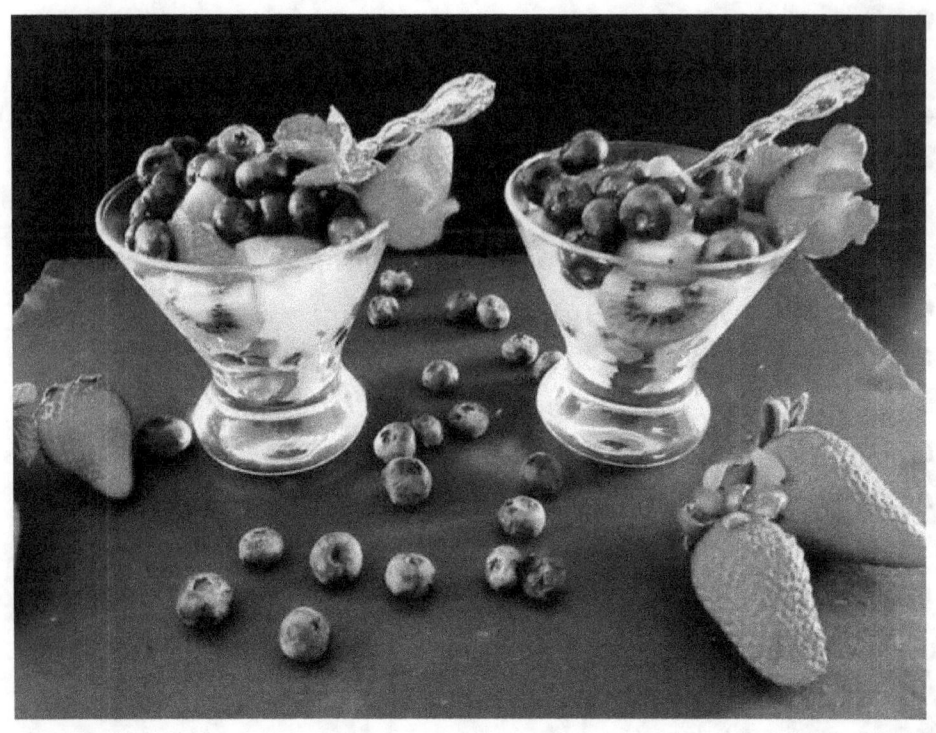

INGRIDIENTAI:

- 1 didelė skardinė susmulkintų ananasų
- 1 skardinė Vyšnių pyrago įdaras
- 1 skardinė saldaus kondensuoto pieno
- 1 didelė Cool Whip dėžutė

INSTRUKCIJOS:

a) Galima valgyti minkštą arba šiek tiek šaldytą, bet skaniau šiek tiek sušaldyta.

b) Taip pat galite pakeisti kitus pyragų įdarus, pavyzdžiui, gervuogių, persikų ar mėlynių.

VAIVORYKŠTĖS VEGGIE SALOTŲ DUBELIAI

66. Vaivorykštės salotos

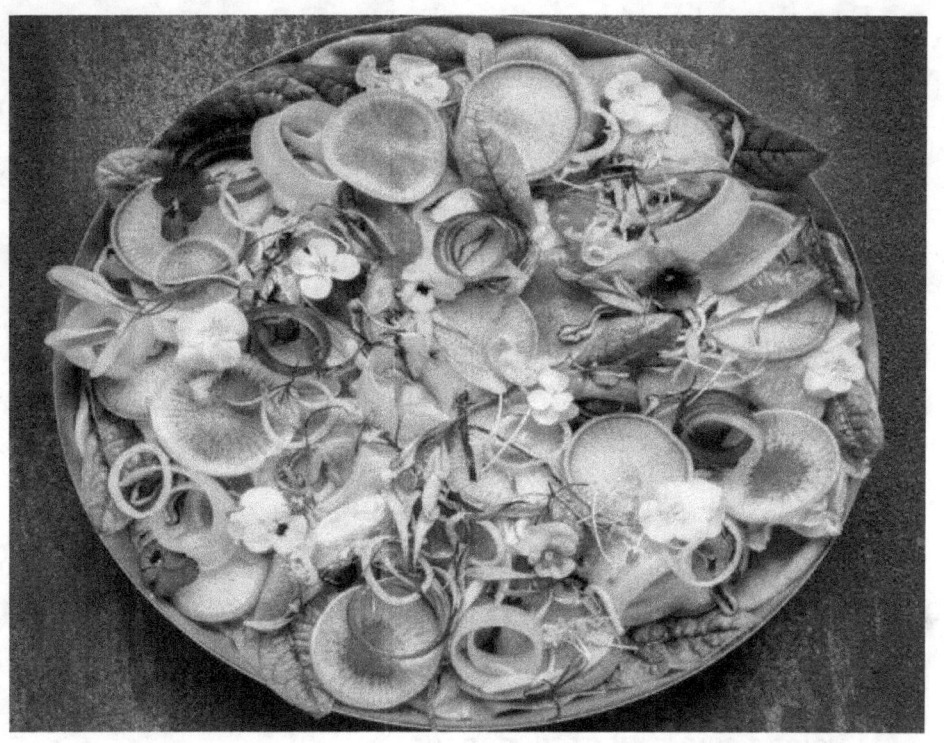

INGRIDIENTAI:
- 5 uncijų pakuotė sviestinių salotų
- 5 uncijų pakuotė arugula
- 5 uncijų „Spicy" mišinio „Microgreens" pakuotė
- 1 plonai pjaustytas violetinis ridikas
- 1/2 puodelio smulkintų žirnelių, plonais griežinėliais
- 1 žalias ridikas, plonais griežinėliais
- 1/4 puodelio raudonųjų kopūstų, susmulkintų
- 2 askaloniniai česnakai, supjaustyti žiedais
- 1 arbūzo ridikas, plonais griežinėliais
- 2 kraujo apelsinai, suskirstyti į segmentus
- 3 vaivorykštės morkos, nuskustos juostelėmis
- 1/2 puodelio kraujo apelsinų sulčių
- 1/2 puodelio aukščiausios kokybės pirmojo spaudimo alyvuogių aliejaus
- 1 valgomasis šaukštas raudonojo vyno acto
- 1 valgomasis šaukštas džiovintų raudonėlių
- 1 valgomasis šaukštas medaus
- Druska ir pipirai, dviejų skonių
- valgomųjų gėlių papuošimui

INSTRUKCIJOS:
a) Talpykloje sumaišykite alyvuogių aliejų, raudonojo vyno actą ir raudonėlį. Suberkite askaloninius česnakus ir palikite marinuotis mažiausiai 2 valandas ant stalo.
b) Askaloninius česnakus atidėkite į šalį.
c) Indelyje suplakite apelsinų sultis, alyvuogių aliejų, medų ir šiek tiek druskos bei pipirų iki tirštos ir vientisos masės. Pagardinkite druska ir pipirais pagal skonį.
d) supilkite aštrų mikrožalumynų, salotų ir rukolos mišinį su maždaug $\frac{1}{4}$ puodelio vinigretės.

e) Morkas, žirnelius, askaloninius česnakus ir apelsinų skilteles sumaišykite su puse ridikėlių.
f) Surinkite viską ir pridėkite papildomo vinigreto ir valgomųjų gėlių.

67. Nasturčių ir vynuogių salotos

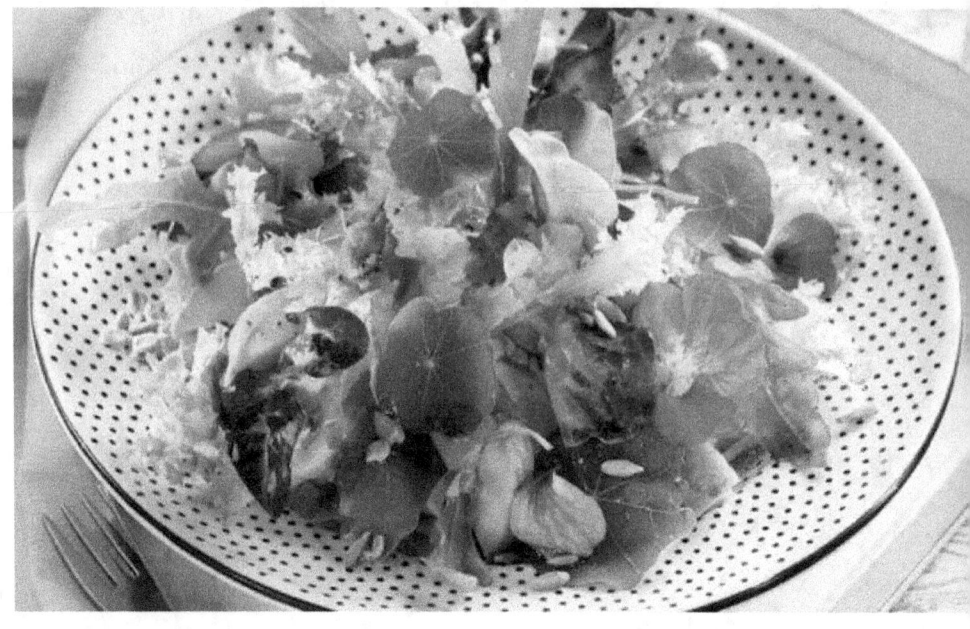

INGRIDIENTAI:
- 1 raudonos salotos galva
- 1 puodelis vynuogių be sėklų
- 8 nasturtų lapai
- 16 nasturtų žiedų

VINAIGRETĖ:
- 3 šaukštai salotų aliejaus
- 1 valgomasis šaukštas baltojo vyno acto
- 1½ arbatinio šaukštelio Dižono garstyčių
- 1 žiupsnelis juodųjų pipirų

INSTRUKCIJOS:
a) Kiekvienoje iš keturių lėkščių išdėliokite po 5 raudonųjų salotų lapus, ¼ puodelio vynuogių, 2 nasturčių lapus ir 4 nasturtų žiedus.
b) Dubenyje suplakite visus vinaigreto ingredientus.
c) Padažu tolygiai apšlakstykite kiekvieną salotą.
d) Patiekite iš karto.

68. Pansy salotos

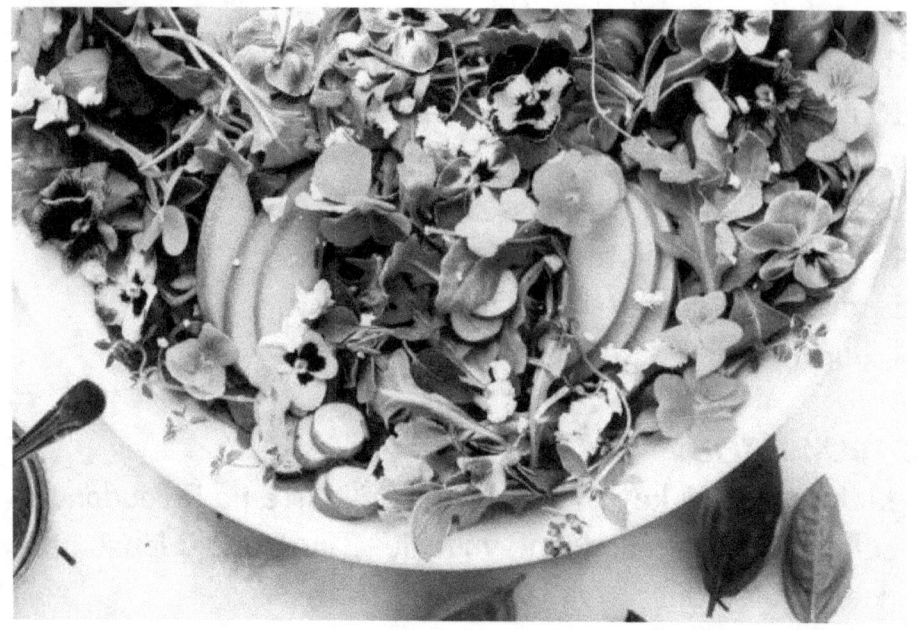

INGRIDIENTAI:

- 6 puodeliai kūdikių rukolos
- 1 obuolys, labai plonais griežinėliais
- 1 morka
- ¼ raudonojo svogūno, labai plonais griežinėliais
- sauja įvairių šviežių žolelių, tokių kaip bazilikas, raudonėlis, čiobrelis, tik lapai
- 2 uncijos kreminio ožkos sūrio, veganams naudokite susmulkintas pistacijas
- Panelės, nuimtas stiebas

VINAIGRETĖ

- ¼ puodelio kraujo apelsino
- 3 šaukštai alyvuogių aliejaus
- 3 šaukštai šampano acto
- žiupsnelis druskos

INSTRUKCIJOS

a) Išplakite vinigretą, bet kuriuos ingredientus pritaikydami pagal savo skonį.
b) Sukraukite žalumynus į platų salotų dubenį.
c) Morkas nulupkite ir supjaustykite plonomis juostelėmis daržovių skustuvu.
d) Pridėkite prie žalumynų kartu su obuolių griežinėliais, svogūnu ir žolelėmis.
e) Supilkite padažą ir papuoškite salotas su ožkos sūrio trupiniais ir našlaitėmis.
f) Patiekite iš karto.

69. Žaliosios salotos su valgomomis gėlėmis

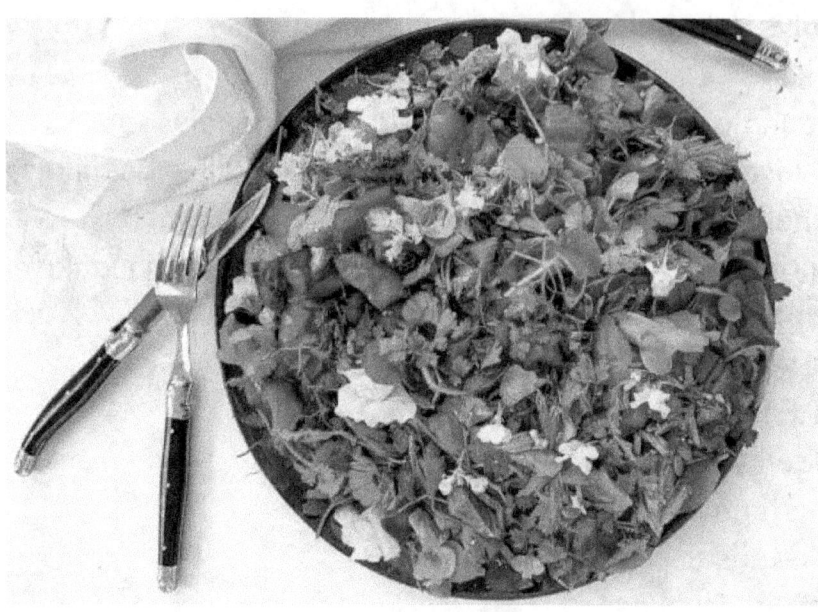

INGRIDIENTAI:

- 1 arbatinis šaukštelis raudonojo vyno acto
- 1 arbatinis šaukštelis Dižono garstyčių
- 3 šaukštai aukščiausios kokybės pirmojo spaudimo alyvuogių aliejaus
- Stambios druskos ir šviežiai maltų pipirų
- 5 ½ uncijos švelnių kūdikių salotų žalumynų
- 1 pakuotė nepurkštų altų ar kitų valgomų gėlių

INSTRUKCIJOS

a) Dubenyje sumaišykite actą ir garstyčias.
b) Palaipsniui supilkite aliejų, tada pagardinkite druska ir pipirais.
c) Užpildykite padažą žalumynais, o viršuje - gėlėmis. Patiekite iš karto.

70. Vasaros salotos su tofu ir valgomomis gėlėmis

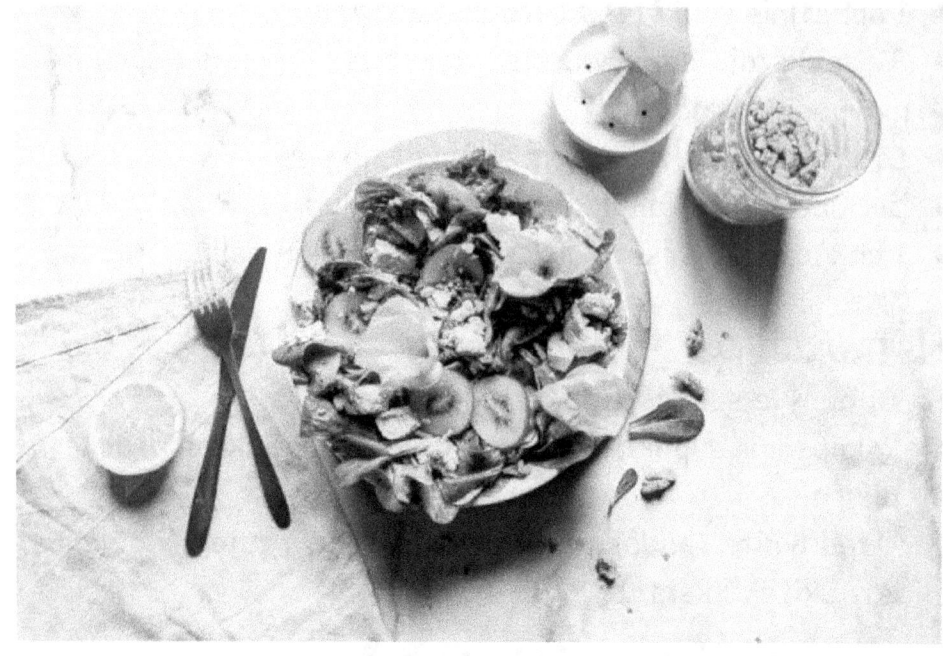

INGRIDIENTAI:
VASAROS SALOToms:
- 2 sviestinių salotų galvos
- 1 svaras ėrienos salotų
- 2 auksiniai kiviai naudokite žalią, jei aukso nėra
- 1 sauja valgomų gėlių neprivaloma – naudojau nakvišą iš savo sodo
- 1 sauja graikinių riešutų
- 2 arbatiniai šaukšteliai saulėgrąžų neprivaloma
- 1 citrina

TOFU FETAI:
- 1 blokelį tofu naudojau ypač tvirtą
- 2 šaukštai obuolių sidro acto
- 2 šaukštai šviežių citrinų sulčių
- 2 šaukštai česnako miltelių
- 2 šaukštai svogūnų miltelių
- 1 arbatinis šaukštelis šviežių arba sausų krapų
- 1 žiupsnelis druskos

INSTRUKCIJOS
a) Dubenyje itin tvirtą tofu supjaustykite kubeliais, suberkite visus kitus ingredientus ir sutrinkite šakute.
b) Sudėkite į sandarų indą ir porai valandų palaikykite šaldytuve.
c) Norėdami patiekti, didesnius lapus išdėliokite didžiojo dubens apačioje: sviestines ir avienos salotas ant viršaus.
d) Supjaustykite kivius ir padėkite juos ant salotų lapų.
e) Į dubenį išbarstykite keletą graikinių riešutų ir saulėgrąžų.

f) Rinkitės ir atsargiai rinkitės valgomas gėles. Padėkite juos švelniai aplink salotas.
g) Išimkite tofu fetą iš šaldytuvo, šiuo metu turėtumėte spėti įpjauti/susmulkinti. Aplink padėkite keletą didelių gabalų.
h) Išspauskite pusės citrinos sultis, o kitą pusę padėkite ant stalo, kad pridėtumėte.

VAIVORYKŠTĖS POKE DUBELIAI

71. Dragon Fruit ir Salmon Poke Bowl

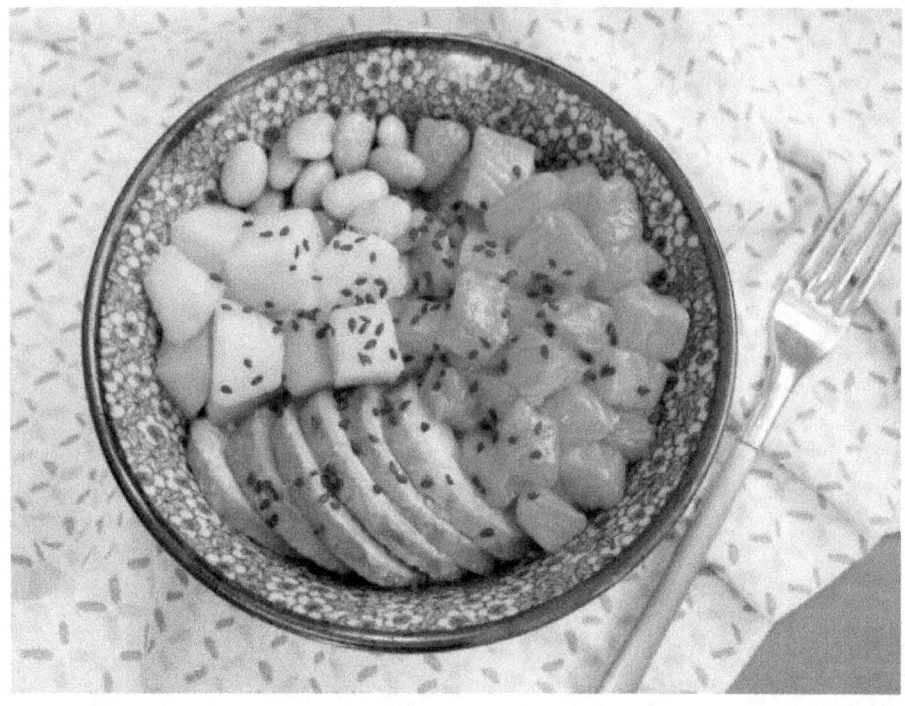

INGRIDIENTAI:
- 1 drakono vaisius
- 1 svaras sušio klasės lašišos, kubeliais
- ½ puodelio supjaustyto agurko
- ½ puodelio supjaustyto avokado
- ¼ puodelio griežinėliais pjaustytų svogūnų
- 2 šaukštai sojos padažo
- 2 šaukštai ryžių acto
- 1 valgomasis šaukštas sezamo aliejaus
- Druska ir pipirai pagal skonį
- Virti ryžiai, patiekimui

INSTRUKCIJOS:
a) Drakono vaisius perpjaukite per pusę ir išskobkite minkštimą.
b) Dideliame dubenyje sumaišykite lašišą, agurką, avokadą ir svogūnus.
c) Atskirame dubenyje suplakite sojos padažą, ryžių actą, sezamo aliejų, druską ir pipirus.
d) Sulenkite padažą į lašišos mišinį, kol gerai susimaišys.
e) Sulenkite drakono vaisiaus minkštimą.
f) Patiekite ant virtų ryžių.

72. Havaju Ahi Poke

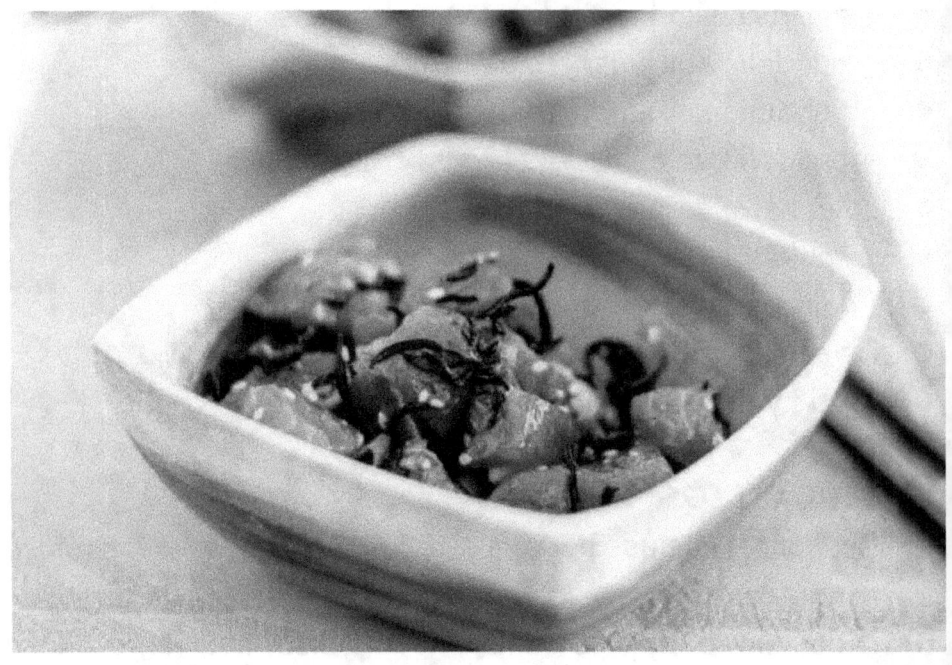

INGRIDIENTAI:

- 1 svaras ahi, supjaustytas 1 colio kubeliais
- 2 šaukštai supjaustyto žalio svogūno
- 2 šaukštai grubiai pjaustytų limu kohu
- 1 valgomasis šaukštas smulkiai pjaustytų saldžiųjų Maui svogūnų
- 1 arbatinis šaukštelis cinamono
- Havajų druska pagal skonį
- Nebūtina: 1–3 smulkiai pjaustytų Havajų čili pipirų
- Skrudinti Kukui riešutai, 4 uncijos (113 g)
- Havajų baltosios jūros druska iš Havajų salų, 2 svarų krepšys

INSTRUKCIJOS:

a) Įdėkite ahi į vidutinio ar didelio dydžio dubenį.
b) Sudėkite ingredientus ir švelniai išmaišykite, kad susimaišytų.

73. Tuno Poke dubenys su mangais

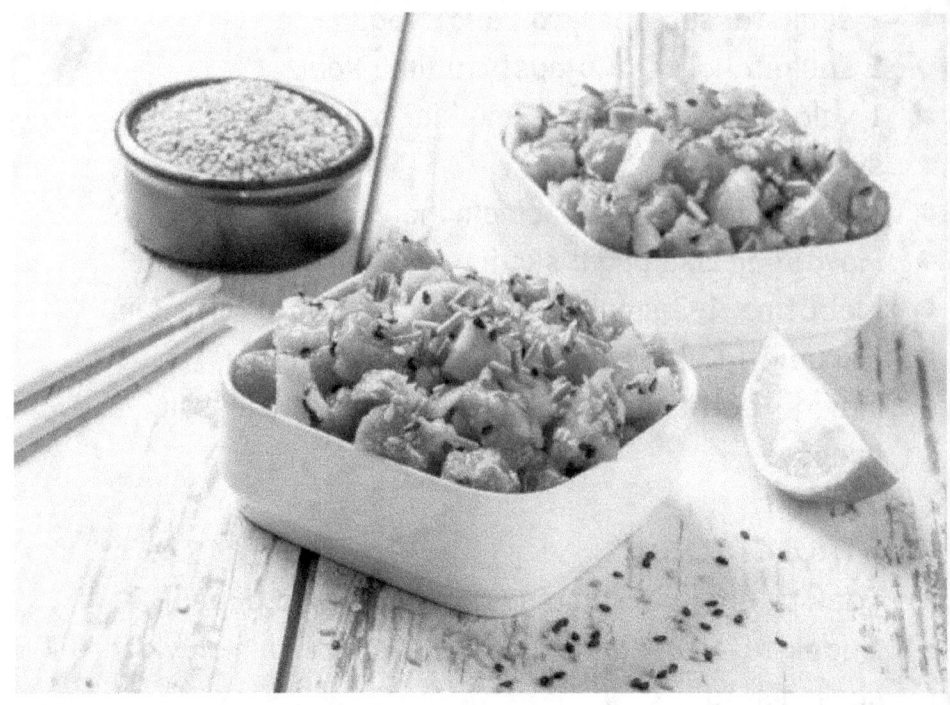

INGRIDIENTAI:
- 60 ml sojos padažo (¼ puodelio + 2 šaukštai)
- 30 ml augalinio aliejaus (2 šaukštai)
- 15 ml sezamo aliejaus (1 valgomasis šaukštas)
- 30 ml medaus (2 šaukštai)
- 15 ml Sambal Oelek (1 valgomasis šaukštas, žr. pastabą)
- 2 arbatiniai šaukšteliai šviežio tarkuoto imbiero (žr. pastabą)
- 3 laiškiniai svogūnai, plonais griežinėliais (baltos ir žalios dalys)
- 454 gramai sušio klasės ahi tuno (1 svaras), supjaustyto ¼ arba ½ colio gabalėliais
- 2 puodeliai suši ryžių, virti pagal pakuotės nurodymus (pakeisti bet kokiais kitais ryžiais ar grūdais)

NEPRIVALOMI PRIEDAI:
- Supjaustytas avokadas
- Supjaustytas agurkas
- Edamame
- Marinuotas imbieras
- Kubeliais pjaustytas mangas
- Bulvių traškučiai arba wonton traškučiai
- sezamo sėklos

INSTRUKCIJOS:

a) Vidutiniame dubenyje suplakite sojos padažą, augalinį aliejų, sezamo aliejų, medų, Sambal Oelek, imbierą ir svogūnus.

b) Į mišinį sudėkite kubeliais pjaustytą tuną ir išmaišykite. Leiskite mišiniui marinuotis šaldytuve mažiausiai 15 minučių arba iki 1 valandos.

c) Patiekite suši ryžius į dubenėlius, ant viršaus uždėkite marinuoto tuno gabalėlį ir pridėkite norimų priedų.
d) Ant priedų bus papildomas padažas; patiekite ant šono.

74. Aštrus tunas Poke Bowl

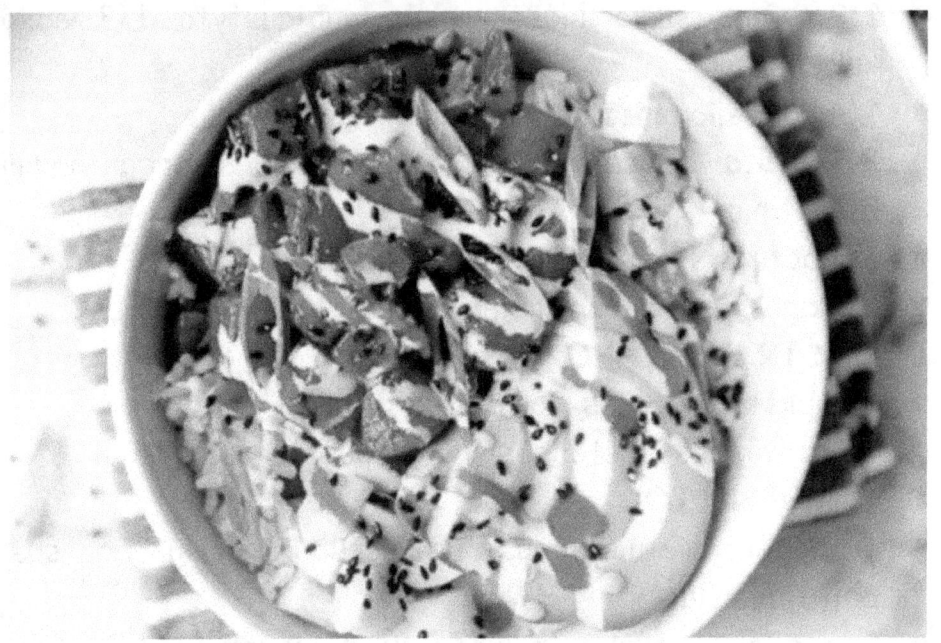

INGRIDIENTAI:

TUNUI:
- 1/2 svaro sušio klasės tuno, supjaustyto 1/2 colio kubeliais
- 1/4 puodelio griežinėliais pjaustytų svogūnų
- 2 šaukštai sumažinto natrio sojos padažo arba tamari be glitimo
- 1 arbatinis šaukštelis sezamo aliejaus
- 1/2 arbatinio šaukštelio sriracha

DĖL AŠTRAUS MAYO:
- 2 šaukštai šviesaus majonezo
- 2 arbatiniai šaukšteliai sriracha padažo

DĖL DUBENĖLIO:
- 1 puodelis virtų trumpagrūdžių rudųjų ryžių arba suši baltųjų ryžių
- 1 puodelis agurkų, nuluptų ir supjaustytų 1/2 colio kubeliais
- 1/2 vidutinio Hass avokado (3 uncijos), supjaustyto griežinėliais
- 2 laiškiniai svogūnai, supjaustyti papuošimui
- 1 arbatinis šaukštelis juodųjų sezamų sėklų
- Sumažinto natrio sojos arba tamari be glitimo, patiekimui (nebūtina)
- Sriracha, patiekimui (nebūtina)

INSTRUKCIJOS:

a) Nedideliame dubenyje sumaišykite majonezą ir sriracha, praskieskite trupučiu vandens, kad apsemtų.

b) Vidutiniame dubenyje sumaišykite tuną su laiškiniais svogūnais, sojos padažu, sezamo aliejumi ir sriracha.

Švelniai išmeskite, kad susimaišytų, ir atidėkite į šalį, kol ruošiate dubenėlius.
c) Dviejuose dubenėliuose sluoksniuokite pusę ryžių, pusę tuno, avokado, agurko ir laiškinių svogūnų.
d) Apšlakstykite aštriu majonezu ir pabarstykite sezamo sėklomis. Patiekite su papildomu sojos padažu ant šono, jei norite.
e) Mėgaukitės drąsiais ir aštriais šio puikaus „Spicy Tuna Poke Bowl" skoniais!

75. „Shoyu" ir „Spicy Mayo Salmon Poke Bowl".

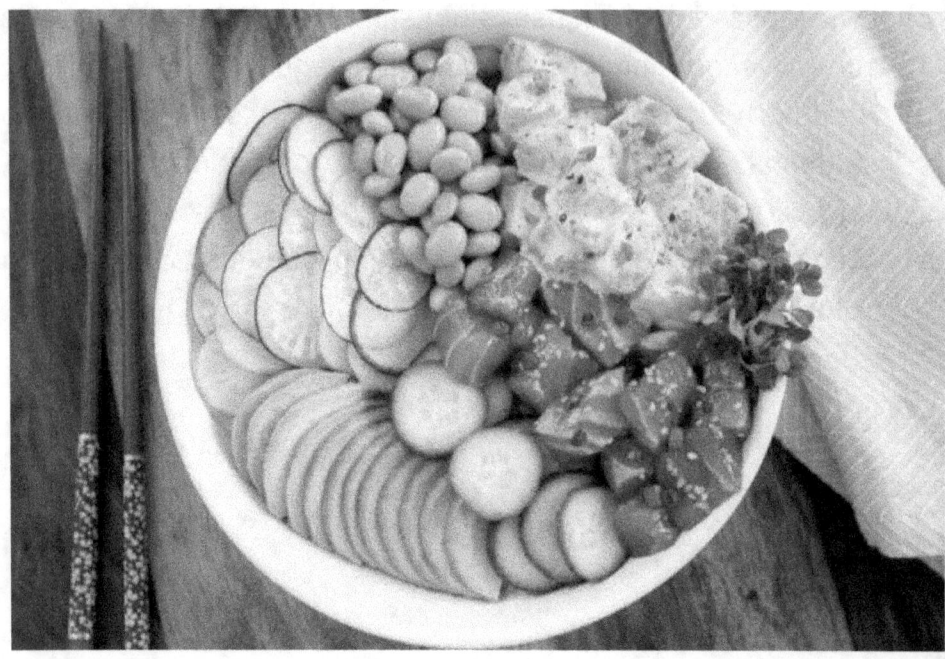

INGRIDIENTAI:
- 10 uncijų Sashimi klasės lašiša arba tunas, supjaustytas kąsnio dydžio kubeliais ir padalintas per pusę
- 2 porcijos ryžių, pageidautina japoniškų trumpagrūdžių ryžių
- Furikake prieskoniai

SHOYU MARINADAS 5 OZ ŽUVIES:
- 1 valgomasis šaukštas japoniško sojų padažo
- $\frac{1}{2}$ arbatinio šaukštelio sezamo aliejaus
- $\frac{1}{2}$ arbatinio šaukštelio skrudintų sezamo sėklų
- 1 žalias svogūnas, susmulkintas
- $\frac{1}{4}$ mažo saldaus svogūno, plonais griežinėliais (nebūtina)

Aštrus majonezas 5 OZ ŽUVIES:
- 1 valgomasis šaukštas Kewpie majonezo
- 1 arbatinis šaukštelis saldaus čili padažo
- $\frac{1}{4}$ arbatinio šaukštelio Sriracha
- $\frac{1}{4}$ arbatinio šaukštelio La-Yu čili aliejaus arba sezamo aliejaus
- Žiupsnelis jūros druskos
- 1 žalias svogūnas, susmulkintas
- 1 arbatinis šaukštelis Tobiko, neprivaloma

PAGRINDINĖS IDĖJOS:
- Apšaudė Edamamą
- Avokadas
- Aštrios krabų salotos
- Japoniški agurkai, supjaustyti plonais griežinėliais
- Jūros dumblių salotos
- Ridikėliai, plonais griežinėliais
- Masago
- Marinuotas imbieras
- Wasabi

- Traškūs kepti svogūnai
- Ridikėlių daigai
- Shichimi Togarashi

INSTRUKCIJOS:
SHOYU MARINADAS:
a) Dubenyje sumaišykite japonišką sojų padažą, sezamo aliejų, skrudintas sezamo sėklas, pjaustytus žaliuosius svogūnus, griežinėliais pjaustytą saldųjį svogūną (nebūtina) ir 5 uncijas kubeliais supjaustytos lašišos.
b) Sumaišykite ir padėkite į šaldytuvą ruošdami kitus ingredientus.

PIRTIESI MAYO:
c) Dubenyje sumaišykite Kewpie majonezą, saldųjį čili padažą, Sriracha, La-Yu čili aliejų, žiupsnelį jūros druskos, smulkintus žaliuosius svogūnus. Pakoreguokite prieskonių kiekį pagal skonį, jei norite, įpilkite daugiau Sriracha. Įpilkite 5 uncijos kubeliais supjaustytos lašišos, sumaišykite ir padėkite į šaldytuvą.

SURINKIMAS:
d) Į dubenėlius sudėkite ryžius, pabarstykite Furikake prieskoniais.
e) Geriausi ryžių dubenėliai su Shoyu lašiša, aštria Mayo lašiša, agurkais, avokadu, ridikėliais, edamame ir kitais pageidaujamais priedais.

76. Kalifornijos imitaciniai „Crab Poke" dubenys

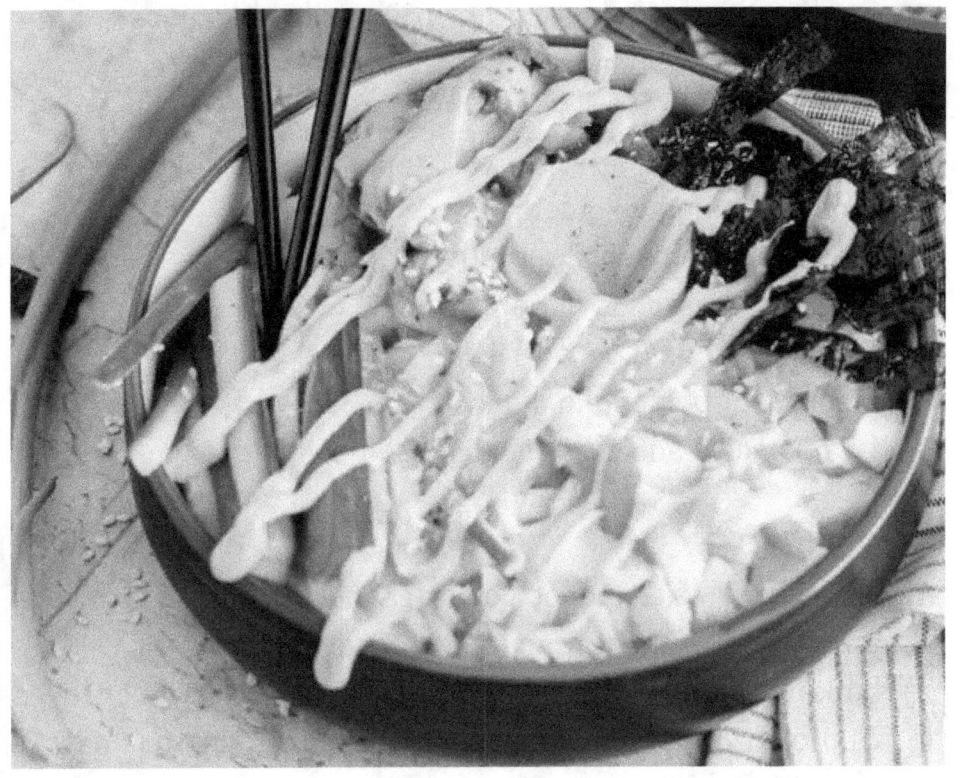

INGRIDIENTAI:

- 2 puodeliai basmati arba jazminų ryžių
- 1 užkandžių pakelis skrudintų jūros dumblių juostelių
- 1 puodelis krabų mėsos imitacijos
- ½ mango
- ½ avokado
- ½ puodelio angliškų agurkų
- ¼ puodelio jalapeño, supjaustyto kubeliais
- 4 šaukštai aštraus majonezo
- 3 šaukštai ryžių acto
- 2 šaukštai balzamiko glaisto
- 1 valgomasis šaukštas sezamo sėklų

INSTRUKCIJOS:

a) Išvirkite ryžius pagal pakuotės nurodymus. Kai iškeps, įmaišykite ryžių actą ir įdėkite į savo dubenį.
b) Labai smulkiai supjaustykite mangą ir daržoves. Supjaustykite jalapenos, kad jie būtų aštrūs. Sluoksniuokite juos ant ryžių.
c) Į dubenį sudėkite smulkiai supjaustytą krabų mėsos imitaciją.
d) Dubenį apšlakstykite aštriu majonezu ir balzamiko glaistu, kad padidintumėte skonį. Pabarstykite sezamo sėklomis ir jūros dumblių juostelėmis.
e) Mėgautis!

77. Aštrūs „Crab Poke" dubenys

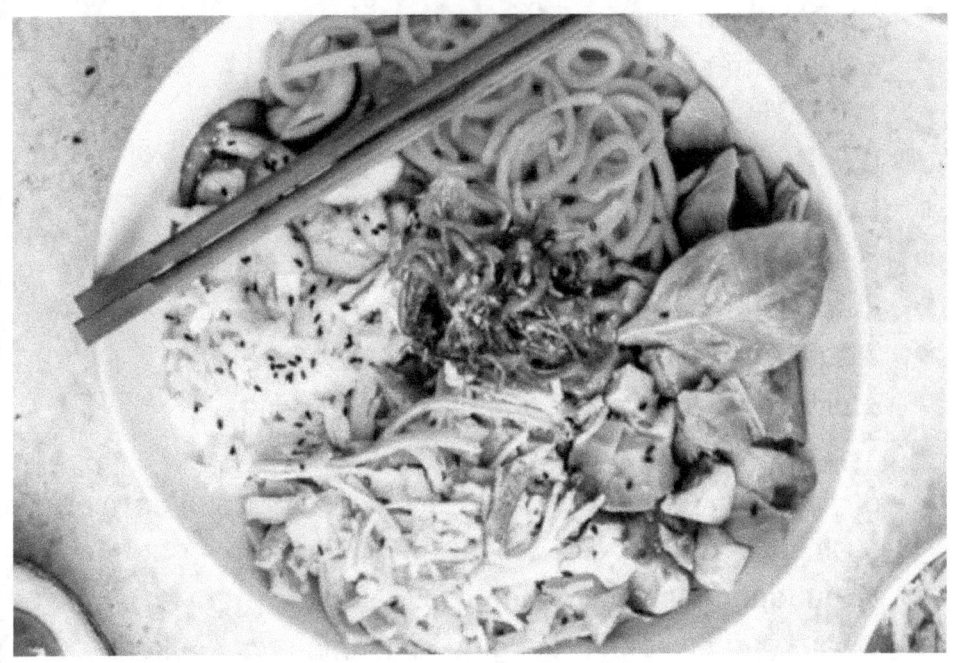

INGRIDIENTAI:
SUŠI RYŽIAI:
- 1 puodelis trumpagrūdžių suši ryžių
- 2 šaukštai ryžių acto
- 1 arbatinis šaukštelis cukraus

„POKE BOWL" PADAŽAS:
- 1 valgomasis šaukštas rudojo cukraus
- 3 šaukštai mirino
- 2 šaukštai ryžių acto
- 3 šaukštai sojos padažo
- $\frac{1}{4}$ arbatinio šaukštelio kukurūzų krakmolo

AŠTRIOS KRABŲ SALOTOS:
- 8 uncijos krabų mėsos imitacija, susmulkinta arba susmulkinta
- ⅓ puodelio majonezo (japoniško stiliaus, jei yra)
- 2 šaukštai sriracha, daugiau ar mažiau pagal skonį

„POKE" DUBENYS (NAUDOKITE BET KOKIUS JUMS PATINKANČIUS):
- Jūros dumblių salotos
- Supjaustyti laiškiniai svogūnai
- Supjaustyti agurkai
- Julienne morkos
- Kubeliais supjaustytas avokadas
- Švieži špinatų lapai
- Marinuoti daikonai ar kiti japoniški marinuoti agurkai
- Sezamų aliejus
- sezamo sėklos

INSTRUKCIJOS:
PARUOŠKITE SUŠI RYŽIUS:

a) Išvirkite suši ryžius pagal pakuotės nurodymus. Kai išvirs, apšlakstykite ryžių actu ir cukrumi. Švelniai išmaišykite, kad susijungtumėte. Leiskite ryžiams šiek tiek atvėsti.

PASIGAMINKITE „POKE BOWL" PADAŽĄ:

b) Šaltame puode išplakite rudąjį cukrų, miriną, ryžių actą, sojos padažą ir kukurūzų krakmolą. Padažą pakaitinkite ant vidutinės ugnies, užvirinkite ir leiskite virti vieną minutę. Šio proceso metu maišykite. Išjunkite ugnį ir leiskite padažui atvėsti, kol ruošite kitus dubenėlio ingredientus .

PARUOŠKITE AŠTRIAS KRABŲ SALOTAS:

c) Dubenyje sumaišykite krabų mėsos imitaciją, majonezą ir sriracha. Pakoreguokite sriracha arba majonezą pagal savo skonį.

d) Laikyti šaldytuve, kol paruošta naudoti.

SURINKITE „POKE" DUBENĖLIUS:

e) Sekliuose dubenėliuose sukurkite pagrindą su ryžiais ir (arba) šviežiais špinatais. Ant viršaus su aštriais krabais ir papildomais jūsų pasirinktais priedais.

f) Surinktus dubenėlius apšlakstykite paruoštu poke padažu. Įpilkite šiek tiek sezamo aliejaus ir pabarstykite sezamo sėklomis, kad padidintumėte skonį.

g) Patiekite iš karto su šaltais ingredientais ant šiltų ryžių. Mėgaukitės nuostabiu aštrių krabų, sušių ryžių ir saldaus sojų padažo mišiniu!

78. Kreminiai „Sriracha" krevečių dubenys

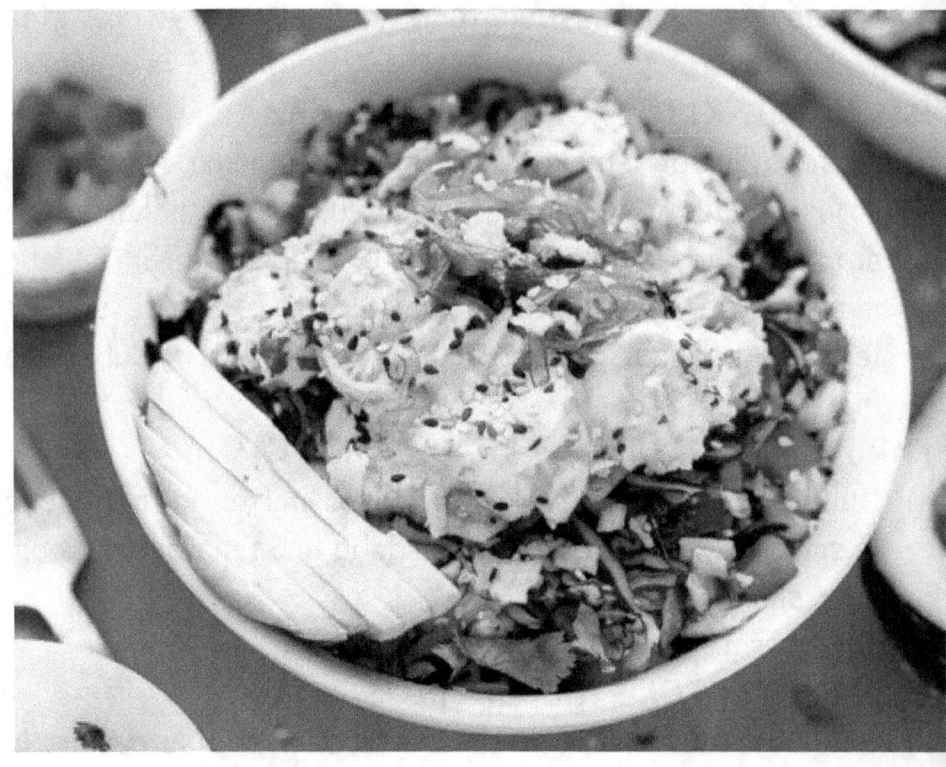

INGRIDIENTAI:
DĖL „POKE BOWLS":
- 1 svaras virtų krevečių
- 1 nori lapas, supjaustytas juostelėmis
- 1 avokadas, supjaustytas
- 1 pakelis jūros dumblių salotų
- 1/2 raudonųjų pipirų, supjaustytų kubeliais
- 1/2 puodelio raudonojo kopūsto, plonais griežinėliais
- 1/3 puodelio kalendros, smulkiai pjaustytos
- 2 šaukštai sezamo sėklų
- 2 šaukštai wonton juostelių

SUSHI RYŽIAMS:
- 1 puodelis virtų suši ryžių (apie 1/2 puodelio sausų – vandens kiekį žr. pakuotėje, paprastai 1 1/2 puodelio)
- 2 šaukštai cukraus
- 2 šaukštai ryžių vyno acto

KREMINIAM SRIRACHA PADAŽUI:
- 1 valgomasis šaukštas sriracha
- 1/2 stiklinės grietinės

CITRINŽOLIŲ KUKURŪZAMS:
- 1/2 puodelio kukurūzų
- 1/2 citrinžolės stiebo, plonais griežinėliais
- 1 skiltelė česnako, susmulkinta
- 1 valgomasis šaukštas sojos padažo

INSTRUKCIJOS:
PARUOŠKITE SUŠI RYŽIUS:
a) Išvirkite suši ryžius ryžių viryklėje arba pagal pakuotės nurodymus. Baigę virti, įpilkite cukraus ir ryžių acto, išmaišykite, kad apsemtų.

Kreminis Sriracha padažas:

b) Sumaišykite sriracha ir grietinę. Į šį padažą įmeskite krevetes. Naudokite iš anksto paruoštas krevetes arba atšildykite šaldytas žalias krevetes ir virkite vandenyje 2–3 minutes.

Citrinžolės kukurūzai:

c) Maišydami pakepinkite kukurūzus, sojų padažą, česnaką ir citrinžolę ant vidutinės ugnies 5–6 minutes, kol iškeps.

SURINKITE „POKE" DUBENĖLIUS:

d) Į kiekvieną dubenį įpilkite suši ryžių, tada sluoksniuokite su krevetėmis ir visais kitais priedais, įskaitant nori juosteles, avokado griežinėlius, jūros dumblių salotas, kubeliais pjaustytą raudonąją papriką, plonais griežinėliais pjaustytą raudonąjį kopūstą, kalendrą, sezamo sėklas ir wonton juosteles.

e) Viską sumaišykite dubenyje, kad kreminės sriracha dengtos krevetės pasiskirstytų tolygiai.

79. Žuvies ir Wasabi Poke Bowl

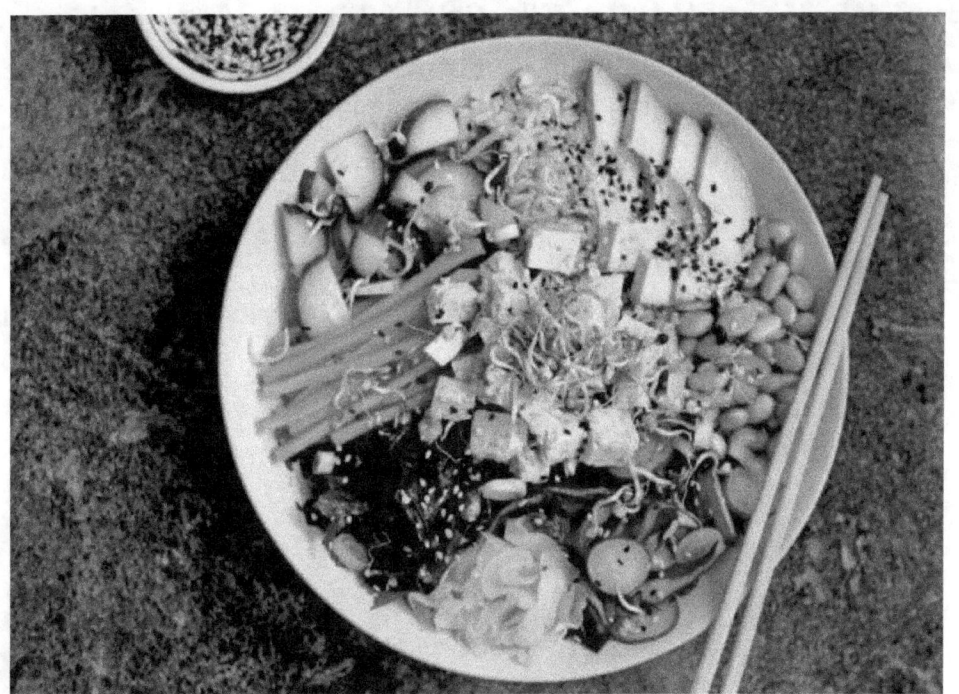

INGRIDIENTAI:
ŽUVEIS:
- 1 lašišos arba tuno filė (įsitikinkite, kad tai sashimi / sushi klasės – saugu vartoti žalią!) arba naudokite rūkytą lašišą, virtą vištieną, krevetes ir kt.
- ⅓ puodelio kokosų amino rūgščių
- ¼ puodelio reikalavimus atitinkančių apelsinų sulčių
- Suderinamas Wasabi
- 1 pakelis (2 šaukštai) Tessemae's Avocado Ranch padažo

DĖL DUBENĖLIO:
- Žiediniai kopūstai ryžiai (virti arba žali)
- Kubeliais pjaustytas agurkas
- Kubeliais supjaustytas mangas
- Kubeliais supjaustytas ananasas
- Kubeliais supjaustytas raudonasis svogūnas
- Žalias svogūnas
- Susmulkintos morkos
- Snap Peas
- Pasirinkimų ir universalumo begalė!

INSTRUKCIJOS:
PARUOŠKITE ŽUVĮ:
a) Jei dar nepadarėte, išpilkite žuvį.
b) Žuvį supjaustykite mažais kubeliais.

PAGAMINTI MARINADĄ:
c) Mažame dubenyje sumaišykite kokoso aminorūgštis, apelsinų sultis, vasabi ir Tessemae avokadų rančos padažą.
d) Šiame mišinyje marinuoti žuvies kubelius 10-15 min.
Surinkite dubenį:

e) Vartokite tiek vaisių ir daržovių, kiek norite. Tai tavo dubenėlis!

f) Dubenyje sumaišykite žiedinius ryžius, kubeliais pjaustytą agurką, kubeliais pjaustytą mangą, kubeliais pjaustytą ananasą, kubeliais pjaustytą raudonąjį svogūną, žaliąjį svogūną, susmulkintas morkas ir žirnelius.

g) Ant surinktų daržovių ir žiedinių kopūstų ryžių švelniai padėkite marinuotų žuvies kubelių.

80. Keto aštrus Ahi Tuna Poke Bowl

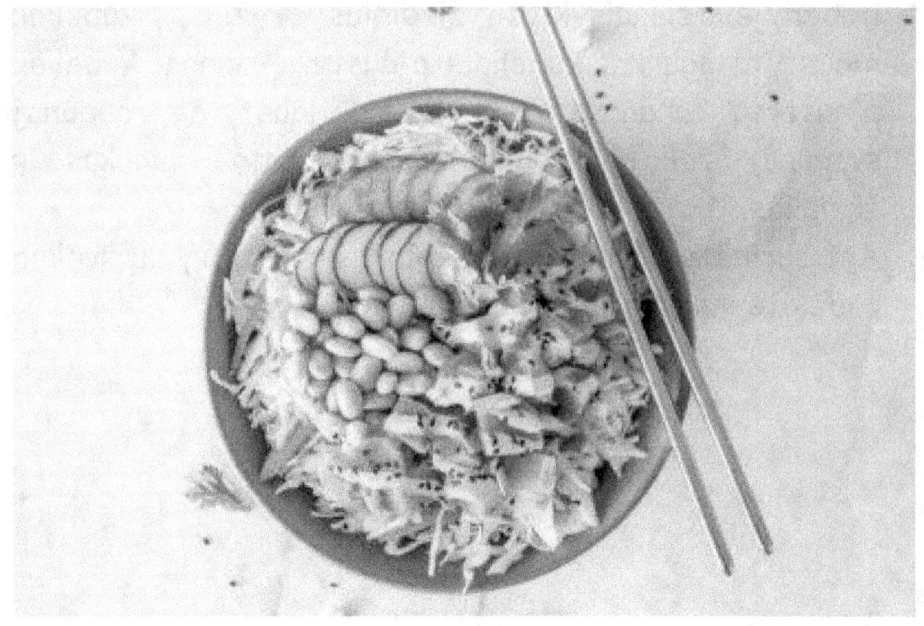

INGRIDIENTAI:
- 1 svaro Ahi Tuna Poke rinkinys iš Vital Choice
- 1 partija azijietiško saldaus ir aštraus majonezo (receptas žemiau)

NEPRIVALOMI PRIEDAI IR GARNYRAI:
- Žiediniai kopūstai ryžiai
- Nulinio angliavandenių ryžiai
- Organinis lukštentas edamamas
- Susmulkinti kopūstai
- Susmulkintos morkos
- Raugintos morkos
- Marinuoti grybai
- Saldūs svogūnai
- Avokadas
- Supjaustyti žalieji svogūnai
- Juodosios sezamo sėklos
- Agurkas
- Ridikėliai
- Cilantro

INSTRUKCIJOS:

PARUOŠKITE AZIJĄ SALDUS IR PIRTINGĄ MAYO:

a) Nedideliame dubenyje pagal pateiktą receptą pagaminkite azijietiško saldaus ir aštraus majonezo partiją. Atidėti.

SURINKITE „POKE BOWL":

b) Dubenyje išdėliokite pasirenkamus priedus ir garnyrus.
c) Ant dubenyje išdėstytų ingredientų sudėkite kubeliais pjaustytą sušio klasės tuną (iš Ahi Tuna Poke Kit).
d) Ant dubenėlio viršaus apšlakstykite Azijos saldaus ir aštraus majo padažą.

81. Lašiša ir Kimchi su Mayo Poke

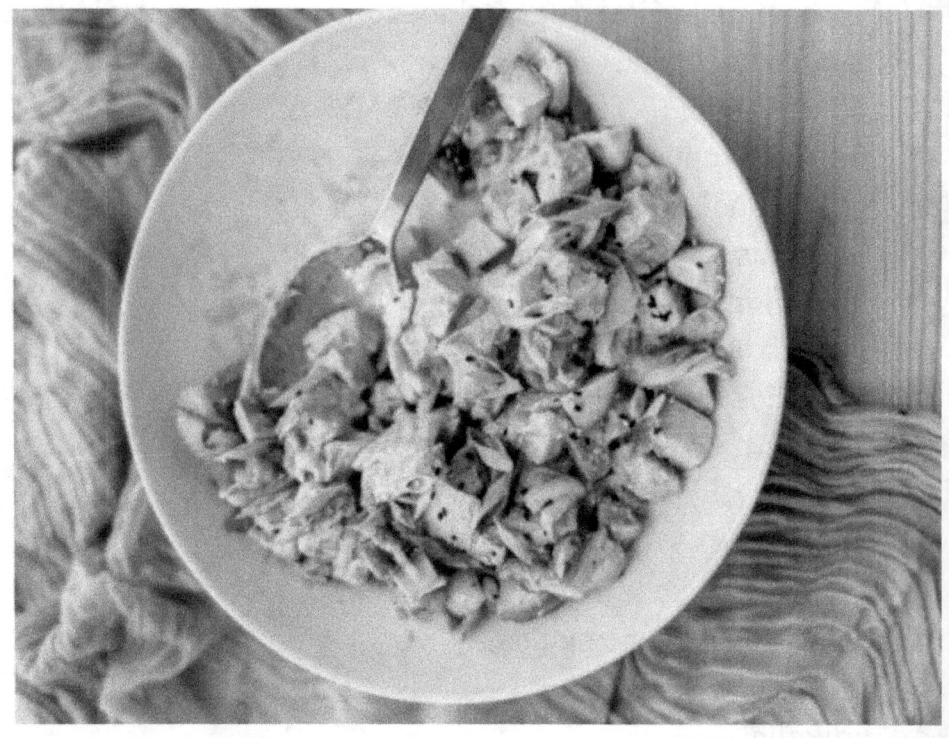

INGRIDIENTAI:

- 2 arb. sojų padažas
- 1 šaukštelis. tarkuoto šviežio imbiero
- 1/2 šaukštelio. smulkiai sumalto česnako
- 1 svaras lašiša, supjaustyta 3/4 colio gabalėliais
- 1 šaukštelis. skrudinto sezamo aliejaus
- 1/2 c. kapotų kimchi
- 1/2 c. plonais griežinėliais pjaustytų svogūnų (tik žalios dalys)
- Pasūdykite du raktus

INSTRUKCIJOS:

a) Mažame dubenyje sumaišykite sojos padažą, imbierą ir česnaką. Išmaišykite ir palikite imbierą ir česnaką apie 5 minutes, kad suminkštėtų.
b) Vidutiniame dubenyje supilkite lašišą su sezamų aliejumi, kol ji tolygiai pasidengs – tai neleis kimchi rūgštingumui „iškepti" žuvies. Įpilkite kimchi, laiškinių svogūnų ir sojos padažo mišinio.
c) Švelniai sulenkite, kol gerai susimaišys. Paragaukite ir, jei reikia, įberkite druskos; jei jūsų kimchi jau gerai pagardintas, druskos jums gali neprireikti.
d) Patiekite iš karto arba sandariai uždenkite ir laikykite šaldytuve iki dienos. Jei leisite poke marinuotis, prieš patiekdami dar kartą paragaukite; gali tekti pagardinti žiupsneliu druskos.

82. Kimchi lašišos kišenė

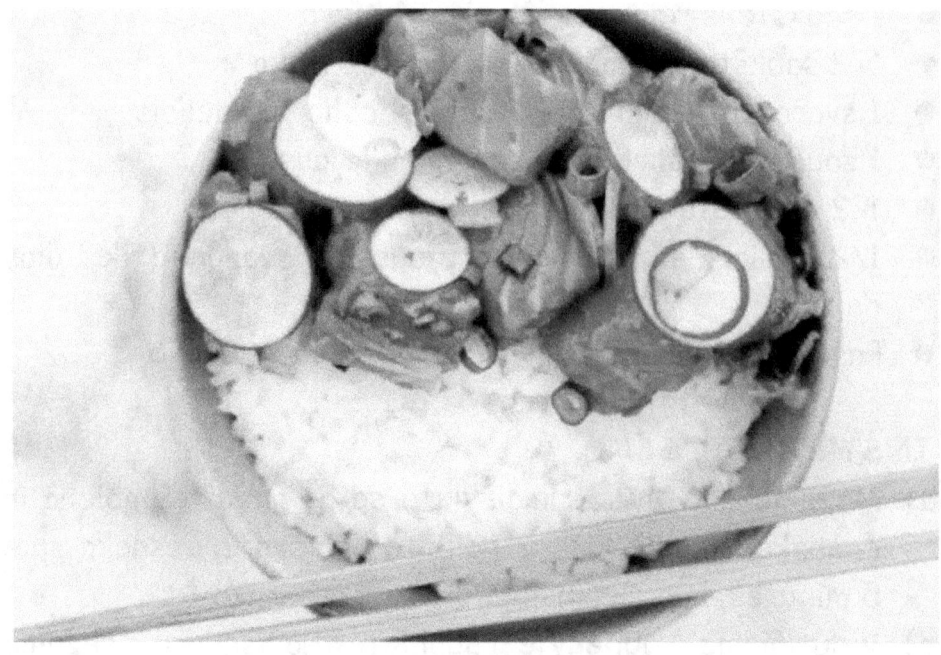

INGRIDIENTAI:

- 2 arb. sojų padažas
- 1 šaukštelis. tarkuoto šviežio imbiero
- 1/2 šaukštelio. smulkiai sumalto česnako
- 1 svaras lašiša, supjaustyta 3/4 colio gabalėliais
- 1 šaukštelis. skrudinto sezamo aliejaus
- 1/2 c. kapotų kimchi
- 1/2 c. plonais griežinėliais pjaustytų svogūnų (tik žalios dalys)
- Pasūdykite du raktus

INSTRUKCIJOS:

a) Nedideliame dubenyje sumaišykite sojų padažą, tarkuotą šviežią imbierą ir smulkintą česnaką. Išmaišykite ir palikite imbierą ir česnaką maždaug 5 minutes, kad suminkštėtų.

b) Vidutiniame dubenyje supilkite lašišą su skrudintu sezamo aliejumi, kol ji bus tolygiai padengta. Tai neleidžia kimči rūgštingumui „iškepti" žuvies.

c) Į dubenį su lašiša suberkite susmulkintus kimchi, plonais griežinėliais pjaustytus laiškinius svogūnus ir sojų padažo mišinį. Švelniai sulenkite, kol gerai susimaišys.

d) Paragaukite kotelio ir, jei reikia, įberkite druskos. Jei kimchi jau gerai pagardintas, papildomos druskos gali ir neprireikti.

e) Patiekite iš karto arba sandariai uždenkite ir laikykite šaldytuve iki dienos. Jei marinate, prieš patiekdami dar kartą paragaukite ir, jei reikia, įberkite druskos.

83. Kepti tuno poke dubenys

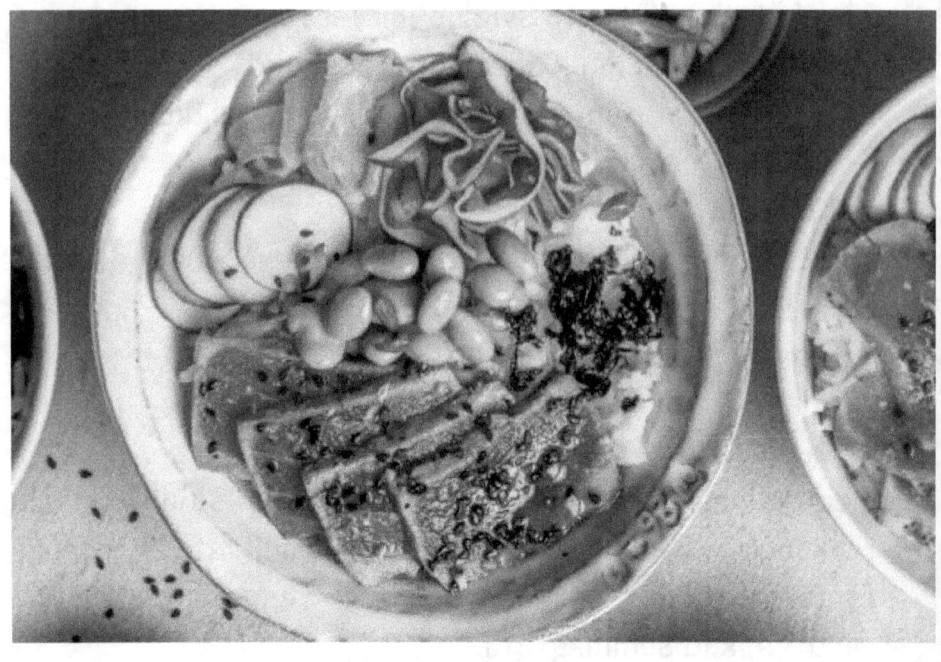

INGRIDIENTAI:
DĖL POKE
- 1 svaras „Irresistibles" prikepęs tunas ir tatakis
- Virti balti ryžiai, skirti patiekti

MARINADUI
- $\frac{1}{4}$ puodelio saldaus svogūno, plonais griežinėliais
- 1 laiškinis svogūnas, supjaustytas šališkai (apie $\frac{1}{4}$ puodelio) ir dar daugiau papuošimui
- 2 skiltelės česnako, susmulkintos
- 2 arbatiniai šaukšteliai skrudintų juodųjų sezamų sėklų ir dar daugiau papuošimui
- 2 arbatiniai šaukšteliai anakardžių riešutų (skrudintų ir nesūdytų), susmulkintų ir skrudintų
- 1 susmulkintas raudonasis čili ir dar daugiau papuošimui
- 3 šaukštai sojos padažo
- 2 šaukštai sezamo aliejaus
- 2 šaukšteliai ryžių acto
- 1 šaukštelis laimo sulčių
- 1 valgomasis šaukštas sriracha ir dar daugiau patiekimui
- $\frac{1}{4}$ arbatinio šaukštelio jūros druskos
- $\frac{1}{2}$ arbatinio šaukštelio raudonųjų pipirų dribsnių (nebūtina)

PAPILDOMI GARANČIŲ VARIANTAI
- Supjaustytas agurkas
- Supjaustyti ridikėliai
- Pjaustytas kopūstas
- Jūros dumblių dribsniai
- Susmulkintas avokadas
- Edamame

INSTRUKCIJOS:

a) Dideliame dubenyje sumaišykite visus marinato ingredientus , sudėkite apkepintus tuno griežinėlius ir švelniai išmaišykite, kad apsemtų.
b) Uždenkite ir šaldykite 10-30 minučių.
c) Išimkite iš šaldytuvo ir patiekite ant baltų ryžių lovos kartu su bet kokiais garnyrais ir karštu padažu / sriracha ant šono.

VAIVORYKŠTĖS SUSHI DUBELIAI

84. Oranžiniai suši puodeliai

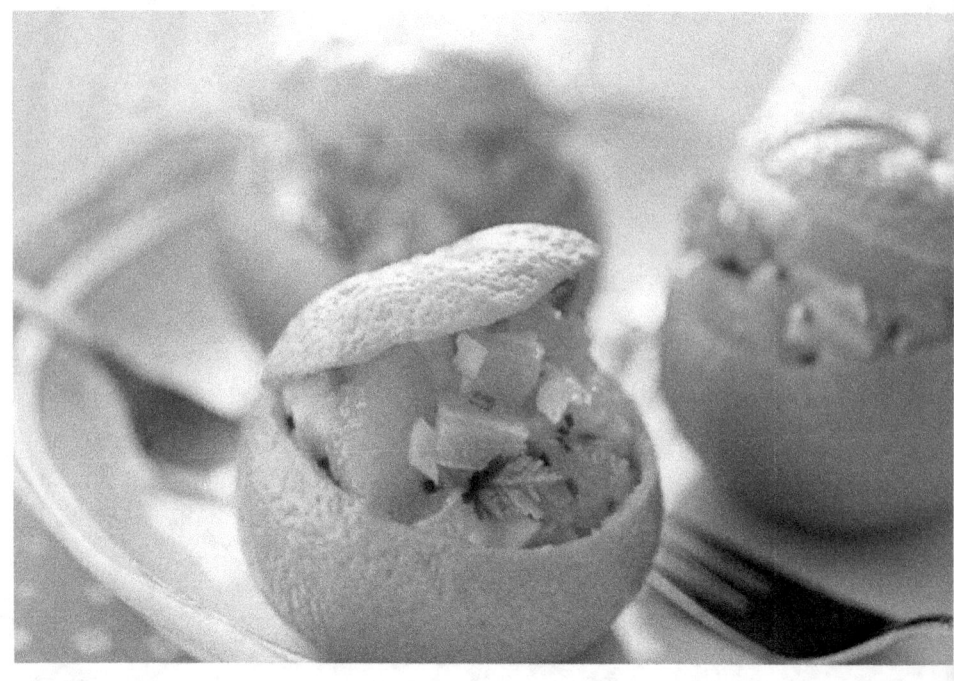

INGRIDIENTAI:
- 1 puodelis paruoštų tradicinių suši ryžių
- 2 bambos apelsinai be sėklų
- 2 arbatiniai šaukšteliai skintų slyvų pastos
- 2 arbatiniai šaukšteliai skrudintų sezamo sėklų
- 4 dideli shiso arba baziliko lapeliai
- 4 arbatiniai šaukšteliai maltų žaliųjų svogūnų, tik žalios dalys
- 4 imitacinės krabų lazdelės, žaidimo stilius
- 1 nori lapas

INSTRUKCIJOS:
a) Paruoškite suši ryžius.
b) Apelsinus perpjaukite per pusę skersai. Iš kiekvienos pusės apačios nuimkite mažą griežinėlį, kad kiekviena pusė būtų lygiai ant pjaustymo lentos. Šaukštu išimkite kiekvienos pusės vidų. Visas sultis, minkštimą ir segmentus palikite kitam naudojimui, pavyzdžiui, Ponzu padažui.
c) Panardinkite pirštų galiukus į vandenį ir į kiekvieną apelsinų dubenį įdėkite apie 2 šaukštus paruoštų suši ryžių.
d) Ryžius užtepkite ½ arbatinio šaukštelio marinuotų slyvų pastos. Į kiekvieną dubenį įpilkite dar 2 šaukštus ryžių sluoksnio. Ant ryžių pabarstykite ½ arbatinio šaukštelio skrudintų sezamo sėklų.
e) Į kiekvieno dubenėlio kampą įkiškite po vieną shiso lapelį. Kiekviename dubenyje supilkite 1 arbatinį šaukštelį žaliųjų svogūnų prieš shiso lapus. Paimkite krabų lazdelių imitacijas ir patrinkite jas tarp delnų, kad susmulkintumėte, arba peiliu supjaustykite

gabalėliais. Ant kiekvieno dubenėlio viršaus sukraukite vieną pagaliuką krabo.
f) Norėdami patiekti, nori peiliu supjaustykite degtukų gabalėlius. Kiekvieną dubenį užpilkite šiek tiek nori gabalėlių. Patiekite su sojos padažu.

85. Sušių dubenėlis

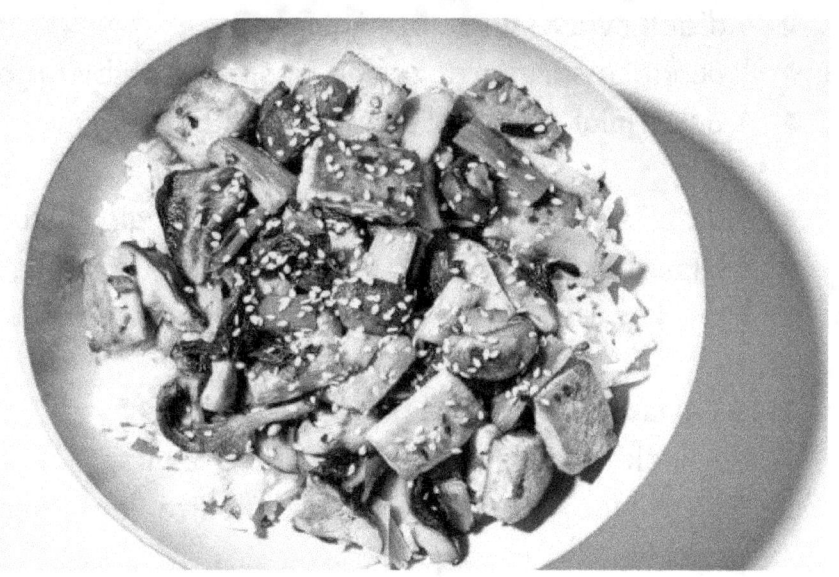

INGRIDIENTAI:
- 1½ puodelio sushi ryžių
- 4 dideli sviestinių salotų lapai
- ½ puodelio skrudintų žemės riešutų, stambiai pjaustytų
- 4 arbatiniai šaukšteliai maltų žaliųjų svogūnų, tik žalios dalys
- 4 dideli šitake grybai, nuimti stiebai ir plonai supjaustyti
- Aštrus tofu mišinys
- ½ morkos, supjaustytos spirale arba susmulkintos

INSTRUKCIJOS:
a) Paruoškite suši ryžių ir aštraus tofu mišinį.
b) Sviestinius salotų lapus išdėliokite ant serviravimo padėklo.
c) Vidutiniame dubenyje sumaišykite paruoštus suši ryžius, skrudintus žemės riešutus, maltus žaliuosius svogūnus ir šitake grybų griežinėlius.
d) Sumaišytus ryžius paskirstykite tarp salotų "dubenėlių".
e) Švelniai supakuokite ryžius į salotų dubenį.
f) Padalinkite aštrų tofu mišinį tarp salotų dubenėlių.
g) Kiekvieną iš viršaus apibarstykite šiek tiek morkų sūkuriais arba gabalėliais.
h) Patiekite kepimo dubenėlius su šiek tiek saldinto sojų sirupo.

86. Kiaušinių, sūrio ir žaliųjų pupelių sušių dubuo

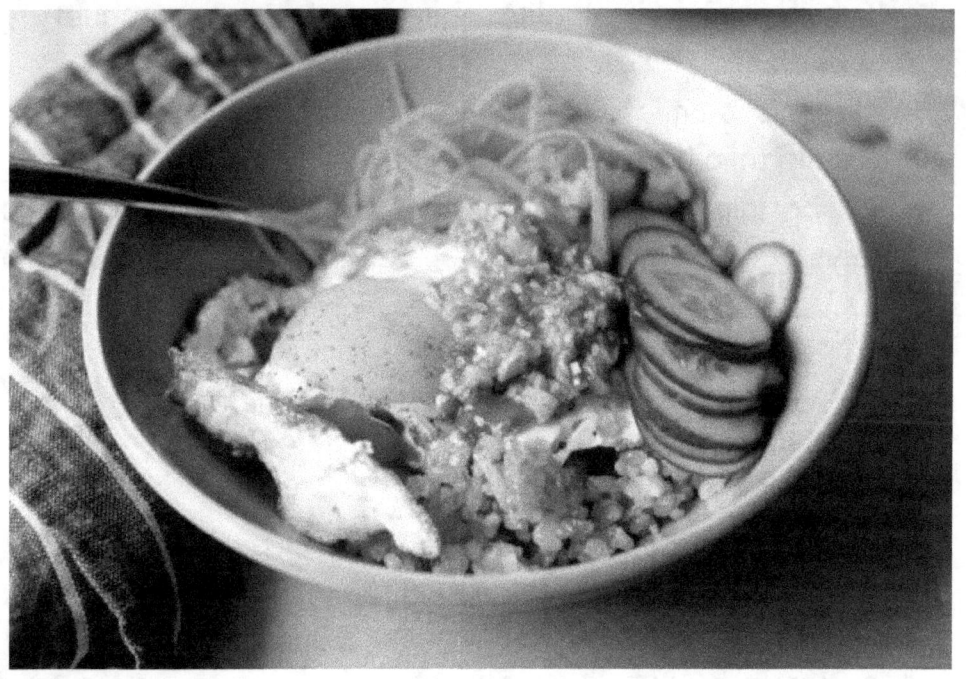

INGRIDIENTAI:

- 1½ puodelio paruoštų tradicinių suši ryžių
- 10 šparaginių pupelių, blanširuotų ir supjaustytų juostelėmis
- 1 japoniško omleto lakštas, supjaustytas griežinėliais
- 4 šaukštai ožkos sūrio, sutrupinto
- 2 arbatiniai šaukšteliai maltų žaliųjų svogūnų, tik žalios dalys

INSTRUKCIJOS:

a) Paruoškite suši ryžius ir japonų omleto lakštą.
b) Sušlapinkite pirštų galiukus, prieš įpildami ¾ puodelio suši ryžių į kiekvieną dubenį.
c) Kiekviename dubenyje švelniai išlyginkite ryžių paviršių.
d) Padalinkite šparagines pupeles, omleto kiaušinių drožles ir ožkos sūrį į 2 dubenėlius patraukliu raštu.
e) Patiekdami į kiekvieną dubenį pabarstykite po 1 arbatinį šaukštelį žalių svogūnų.

87. Persikų sušių dubuo

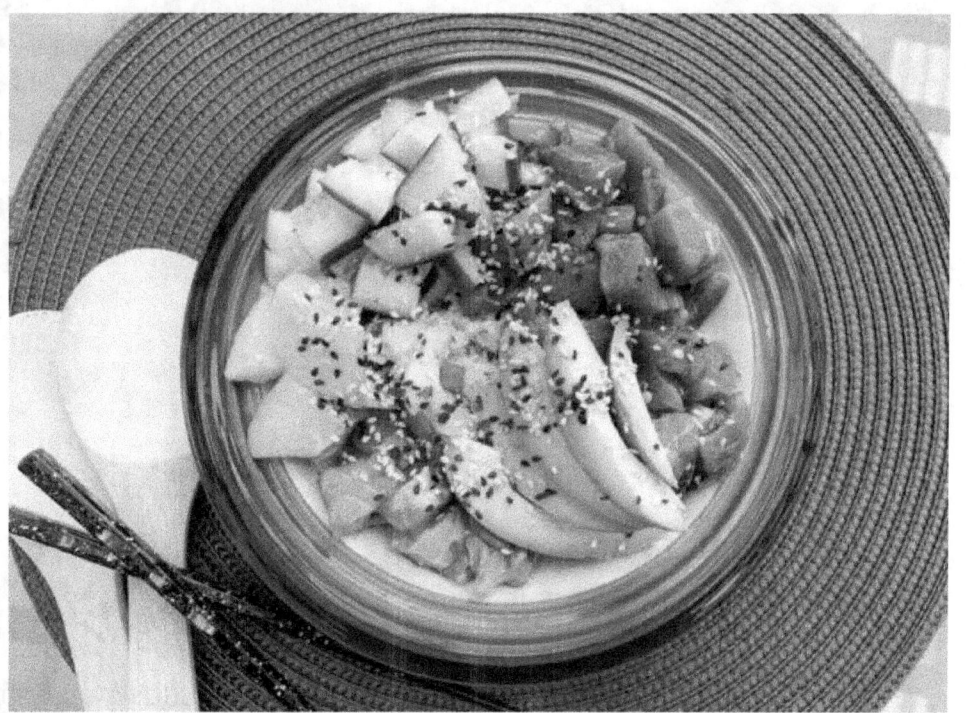

INGRIDIENTAI:

- 2 puodeliai paruoštų tradicinių suši ryžių
- 1 didelis persikas, išskobtas ir supjaustytas į 12 skiltelių
- ½ puodelio Sushi ryžių užpilas
- ½ arbatinio šaukštelio česnakinio čili padažo
- Šlakas tamsaus sezamo aliejaus
- 1 krūva rėžiukų, pašalinti stori stiebai

PASIRENKAMA PRIEDAI

- Avokadas
- Lašiša
- Tunas

INSTRUKCIJOS:

a) Paruoškite suši ryžius ir papildomą suši ryžių padažą.
b) Persikų skilteles sudėkite į vidutinį dubenį. Įpilkite suši ryžių padažo, česnakinio čili padažo ir tamsaus sezamo aliejaus.
c) Prieš uždengdami persikus gerai išmeskite į marinatą.
d) Palikite persikus kambario temperatūroje marinate bent 30 minučių ir iki 1 valandos.
e) Sudrėkinkite pirštų galiukus, prieš dėdami ½ puodelio paruoštų suši ryžių į kiekvieną dubenį.
f) Švelniai išlyginkite ryžių paviršių.
g) Ant kiekvieno dubenėlio viršaus tolygiai paskirstykite priedus patraukliu piešiniu, o vienai porcijai palikite 3 persikų griežinėlius.
h) Patiekite su šakute ir sojų padažu panardinimui.

88. Ratatouille sušių dubuo

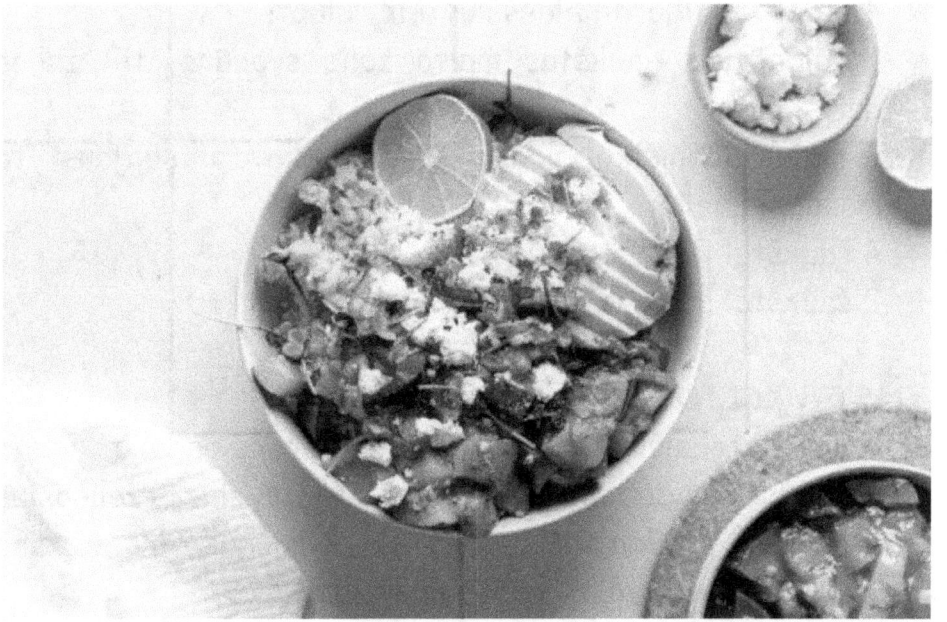

INGRIDIENTAI:

- 2 puodeliai paruoštų tradicinių suši ryžių
- 4 dideli pomidorai, blanširuoti ir nulupti
- 1 valgomasis šaukštas malto žalio svogūno, tik žalios dalys
- ½ mažo japoniško baklažano, paskrudinto ir supjaustyto mažais kubeliais
- 4 šaukštai keptų svogūnų
- 2 šaukštai sezamo makaronų padažo

INSTRUKCIJOS:

a) Paruoškite suši ryžių ir sezamo makaronų padažą.
b) Į vidutinį dubenį sudėkite suši ryžius, žaliuosius svogūnus, baklažanus, keptus svogūnus ir sezamo makaronų padažą ir gerai išmaišykite.
c) Nupjaukite kiekvieno pomidoro viršūnėlę ir išskobkite vidurius.
d) Į kiekvieną pomidorų dubenį įdėkite ½ puodelio sumaišyto suši ryžių mišinio.
e) Šaukšto užpakaline dalimi švelniai išlyginkite ryžius.
f) Patiekite pomidorų dubenėlius su šakute.

89. Traškus keptas tofu sušių dubuo

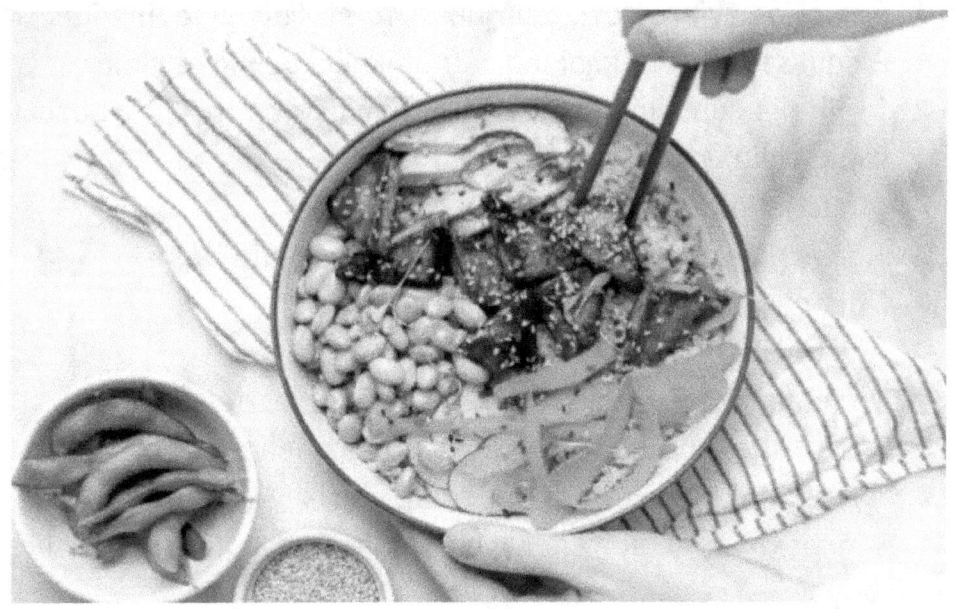

INGRIDIENTAI:

- 4 puodeliai paruoštų tradicinių suši ryžių
- 6 uncijos tvirto tofu, supjaustyto storais griežinėliais
- 2 šaukštai bulvių krakmolo arba kukurūzų krakmolo
- 1 didelis kiaušinio baltymas, sumaišytas su 1 arbatiniu šaukšteliu vandens
- ½ puodelio duonos trupinių
- 1 arbatinis šaukštelis tamsaus sezamo aliejaus
- 1 arbatinis šaukštelis kepimo aliejaus
- ½ arbatinio šaukštelio druskos
- Viena morka, supjaustyta į 4 degtukų lazdeles
- ½ avokado, supjaustyto plonais griežinėliais
- 4 šaukštai kukurūzų branduolių, virti
- 4 arbatiniai šaukšteliai maltų žaliųjų svogūnų, tik žalios dalys
- 1 nori, supjaustytas plonomis juostelėmis

INSTRUKCIJOS:

a) Paruoškite suši ryžius.
b) Sudėkite griežinėlius tarp popierinių rankšluosčių arba švarių indų rankšluosčių sluoksnių ir ant jų uždėkite sunkų dubenį.
c) Leiskite tofu gabalėliams nuvarvėti mažiausiai 10 minučių.
d) Įkaitinkite orkaitę iki 375 ° F.
e) Nusausintus tofu skilteles pamerkite į bulvių krakmolą.
f) Sudėkite griežinėlius į kiaušinių baltymų mišinį ir apverskite, kad apsemtų.
g) Vidutiniame dubenyje sumaišykite panko, tamsaus sezamo aliejų, druską ir kepimo aliejų.

h) Lengvai paspauskite šiek tiek panko mišinio ant kiekvienos tofu riekelės.
i) Sudėkite riekeles ant kepimo popieriumi išklotos skardos.
j) Kepkite 10 minučių, tada apverskite griežinėlius.
k) Kepkite dar 10 minučių arba tol, kol panko danga taps traški ir auksinės rudos spalvos.
l) Išimkite griežinėlius iš orkaitės ir leiskite jiems šiek tiek atvėsti.
m) Surinkite 4 mažus serviravimo dubenėlius. Sušlapinkite pirštų galiukus, prieš įpildami ¾ puodelio suši ryžių į kiekvieną dubenį.
n) Kiekviename dubenyje švelniai išlyginkite ryžių paviršių. Panko tofu riekeles padalinkite į 4 dubenėlius.
o) Į kiekvieną dubenį įdėkite ¼ morkų degtukų.
p) Į kiekvieną dubenį sudėkite po ¼ avokado griežinėlių. Ant kiekvieno dubenėlio supilkite po 1 valgomąjį šaukštą kukurūzų branduolių.
q) Norėdami patiekti, kiekvieną dubenį pabarstykite ¼ nori juostelių. Patiekite su saldintu sojų sirupu arba sojų padažu.

90. Avokadų sušių dubuo

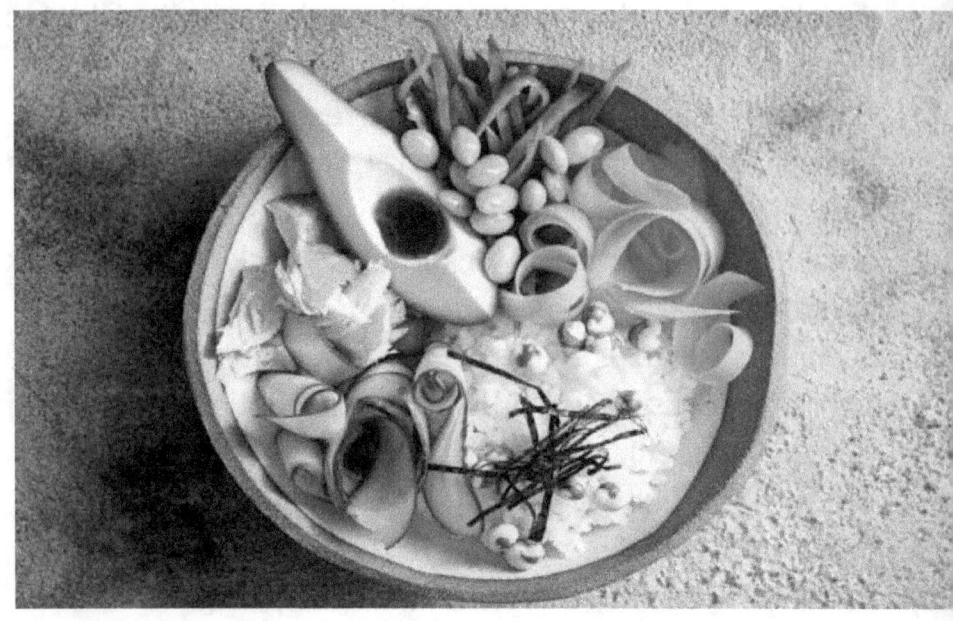

INGRIDIENTAI:

- 1½ puodelio paruoštų tradicinių suši ryžių
- ¼ mažos jicamos, nuluptos ir supjaustytos degtukų lazdelėmis
- ½ jalapeño čili pipiro, pašalintos sėklos ir stambiai supjaustytos
- ½ laimo sultys
- 4 šaukštai suši ryžių padažo
- ¼ avokado, nulupti, išskobti sėklas ir supjaustyti plonais griežinėliais
- 2 šviežios kalendros šakelės, papuošimui

INSTRUKCIJOS:

a) Paruoškite suši ryžius ir suši ryžių padažą.
b) Mažame nemetaliniame dubenyje sumaišykite jicama degtukų lazdeles, susmulkintą jalapeño, laimo sultis ir suši ryžių padažą. Leiskite skoniams susimaišyti mažiausiai 10 minučių.
c) Iš jicama mišinio nupilkite skystį.
d) Sušlapinkite pirštų galiukus, prieš įpildami ¾ puodelio suši ryžių į kiekvieną dubenį.
e) Švelniai išlyginkite ryžių paviršių.
f) Ant kiekvieno dubenėlio supilkite ½ marinuotos jicamos.
g) Padalinkite avokado griežinėlius į 2 dubenėlius, kiekvieną gražiai išdėliodami ant ryžių.
h) Kad patiektumėte, kiekvieną dubenį užpilkite šviežia kalendros šakele ir Ponzu padažu.

VAIVORYKŠTĖS BUDO DUBELIAI

91. Tofu dubenys su Briuselio kopūstais

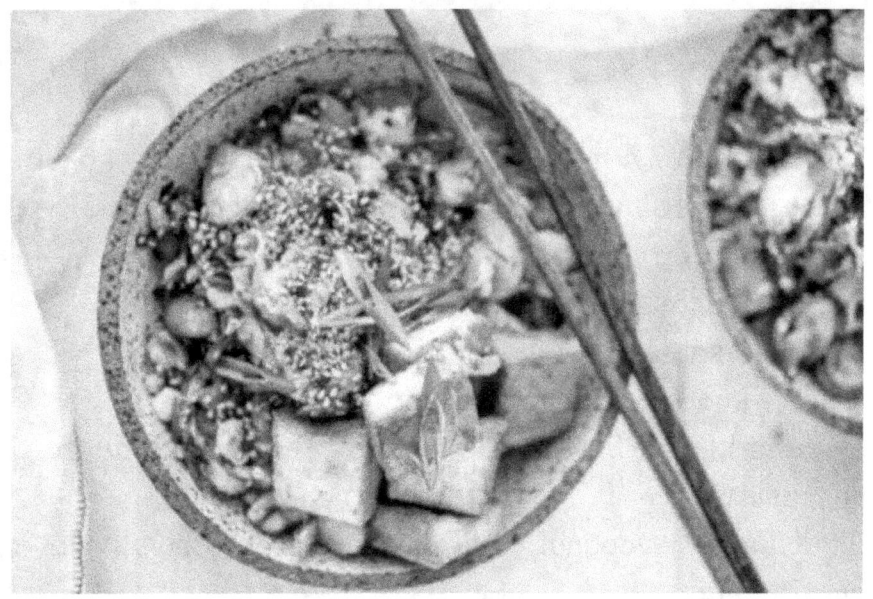

INGRIDIENTAI:
- 2 puodeliai (140 g) smulkiai susmulkintų Toskanos kopūstų
- ½ svaro (224 g) Briuselio kopūstų, nupjautų ir susmulkintų
- 2½ šaukšto (37 ml) avokadų arba aukščiausios kokybės pirmojo spaudimo alyvuogių aliejaus, padalinta
- Sultys iš ½ citrinos
- Košerinė druska ir šviežiai malti juodieji pipirai
- 1 didelė saldžioji bulvė, supjaustyta griežinėliais
- ½ arbatinio šaukštelio paprikos
- 14 uncijų (392 g) itin tvirto tofu, suspausto ir nusausinto
- 3 laiškiniai svogūnai, baltos ir žalios dalys, plonais griežinėliais
- 2 šaukštai (6 g) maistinių mielių
- 1 arbatinis šaukštelis (2 g) maltos ciberžolės
- ½ arbatinio šaukštelio česnako miltelių
- 2 avokadai, nulupti, be kauliukų ir plonais griežinėliais
- 1 receptas Green Tahini padažas
- Saulėgrąžų sėklos

INSTRUKCIJOS

a) Įkaitinkite orkaitę iki 425°F (220°C arba 7 dujų ženklo).
b) Į didelį dubenį sudėkite kopūstus ir Briuselio kopūstus. Įtrinkite ½ šaukšto (7 ml) aliejaus ir apšlakstykite citrinos sultimis bei žiupsneliu druskos; atidėti.
c) Sudėkite bulvių skilteles į kepimo skardą su apvadu ir apšlakstykite 1 šaukštu (15 ml) aliejaus, paprika, druska ir pipirais. Skrudinkite, kol suminkštės ir švelniai

apskrus, maždaug 20 minučių, vieną kartą įpusėjus pamaišyti. Tuo tarpu paruoškite tofu.
d) Sudėkite tofu į vidutinį dubenį ir šakute arba pirštais sulaužykite į mažą varškę. Įkaitinkite likusį 1 valgomąjį šaukštą (15 ml) aliejaus didelėje keptuvėje ant vidutinės-stiprios ugnies. Suberkite svogūnus ir troškinkite, kol suminkštės ir kvapnūs, apie 2 minutes. Sudėkite tofu ir patroškinkite 2 minutes. Įpilkite maistinių mielių, ciberžolės, česnako miltelių, druskos ir pipirų ir maišykite, kol gerai susimaišys. Tęskite kepimą, kol tofu įkais ir lengvai paruduos, 4–5 minutes ilgiau.
e) Kad patiektumėte, kopūstus ir Briuselio kopūstus padalinkite į dubenėlius. Ant viršaus uždėkite skrudintų saldžiųjų bulvių, plakta tofu ir avokado, tada apšlakstykite Green Tahini padažu ir pabarstykite saulėgrąžų sėklomis.

92. Lęšių ir rūkytos lašišos Niçoise dubenys

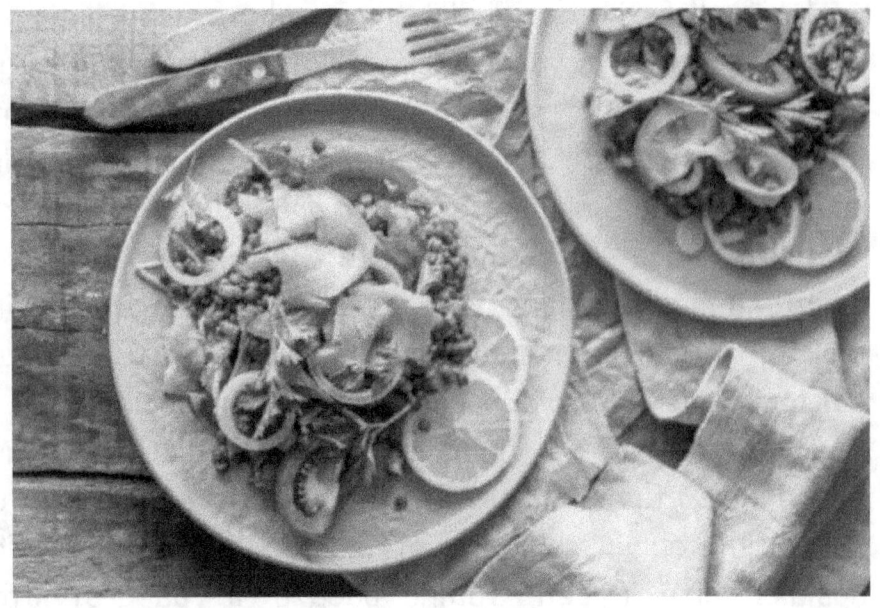

INGRIDIENTAI:

- ¾ puodelio (144 g) prancūziškų lęšių
- Košerinė druska ir šviežiai malti juodieji pipirai
- 8 pjaustytos bulvės, perpjautos per pusę išilgai
- 2 šaukštai (30 ml) avokadų arba aukščiausios kokybės pirmojo spaudimo alyvuogių aliejaus, padalinti
- 1 askaloninis česnakas, supjaustytas kubeliais
- 6 uncijos (168 g) šparaginės pupelės, apipjaustytos
- 2 supakuoti puodeliai (40 g) rukolos
- 1 puodelis (150 g) vynuoginių pomidorų, perpjautų per pusę
- 8 ridikėliai, supjaustyti ketvirčiais
- 1 pankolio svogūnėlis, nupjautas ir plonais griežinėliais
- 4 kietai virti kiaušiniai, perpjauti per pusę
- 4 uncijos (115 g) plonais griežinėliais pjaustytos rūkytos lašišos
- 1 receptas Baltojo vyno ir citrinos vinaigretė

INSTRUKCIJOS

a) Įkaitinkite orkaitę iki 425°F (220°C arba 7 dujų ženklo).

b) Į vidutinį puodą suberkite lęšius ir žiupsnelį druskos ir užpilkite vandeniu bent 5 cm. Užvirinkite, sumažinkite ugnį iki mažos ir troškinkite, kol suminkštės, maždaug 25 minutes. Nupilkite vandens perteklių.

c) Supilkite bulves su 1 šaukštu (15 ml) aliejaus, druska ir pipirais. Išdėliokite vienu sluoksniu ant kepimo skardos su apvadu. Skrudinkite, kol suminkštės ir švelniai apskrus, apie 20 minučių. Atidėti.

d) Tuo tarpu likusį 1 šaukštą (15 ml) aliejaus įkaitinkite keptuvėje ant vidutinės ugnies. Pakepinkite askaloninius česnakus, kol suminkštės, apie 3 minutes. Suberkite šparagines pupeles ir pagardinkite druska bei pipirais. Virkite, retkarčiais pamaišydami, kol suminkštės, apie 5 minutes.

e) Norėdami patiekti, padalinkite lęšius ir rukolą į dubenėlius. Ant viršaus uždėkite traškių bulvių, šparaginių pupelių, pomidorų, ridikėlių, pankolių, kiaušinių ir rūkyta lašiša. Apšlakstykite baltojo vyno-citrinų vinegretu.

93. Rūkytos lašišos ir Soba makaronų dubenys

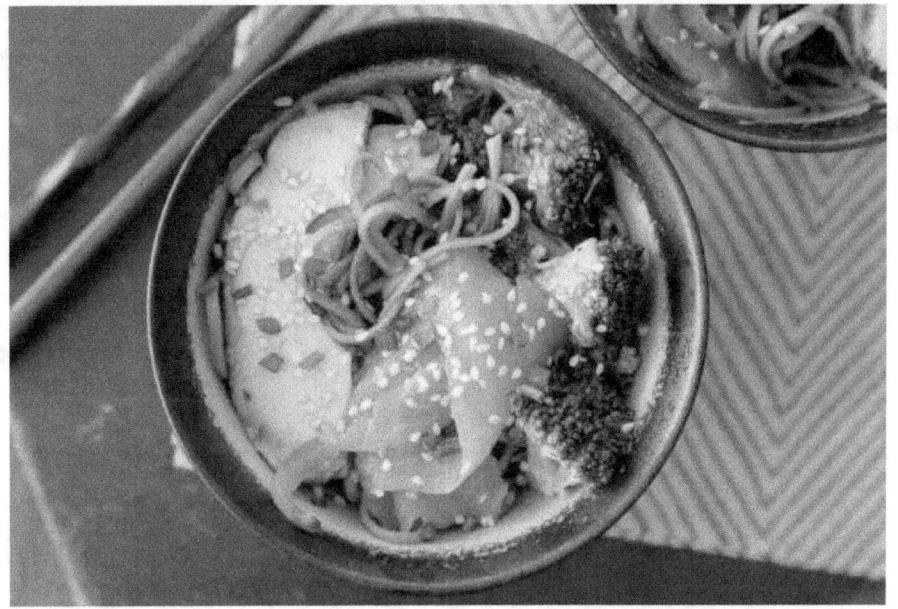

INGRIDIENTAI:
- 4 šaukštai (60 ml) tamari
- 1 valgomasis šaukštas (15 ml) ryžių acto
- 1 valgomasis šaukštas (6 g) šviežiai tarkuoto imbiero
- 1 arbatinis šaukštelis (5 ml) skrudintų sezamų aliejaus
- ½ arbatinio šaukštelio medaus
- 6 uncijos (168 g) sausos grikių sobos
- makaronai
- 1 puodelis (120 g) lukštentų edamamo
- 4 uncijos (115 g) plonais griežinėliais pjaustytos rūkytos lašišos
- 1 vidutinio dydžio agurkas be kauliukų, nuluptas ir nuluptas
- 1 avokadas, nuluptas, be kauliukų ir plonais griežinėliais
- Susmulkintas nori
- Raudonųjų pipirų dribsniai

INSTRUKCIJOS

a) Sumaišykite tamari, ryžių actą, imbierą, sezamo aliejų ir medų mažame dubenyje; atidėti.
b) Užvirinkite didelį puodą pasūdyto vandens. Išvirkite soba makaronus pagal pakuotės instrukcijas. Nusausinkite makaronus ir gerai nuplaukite šaltu vandeniu. Dar kartą sumaišykite padažą ir supilkite makaronus su 1 šaukštu (15 ml) padažo.
c) Norėdami patiekti, soba makaronus padalinkite į dubenėlius. Ant viršaus uždėkite edamamą, rūkytą lašišą, agurką ir avokadą. Apšlakstykite padažu ir pabarstykite nori ir raudonųjų pipirų dribsniais.

94. Maroko lašišos ir soros dubenys

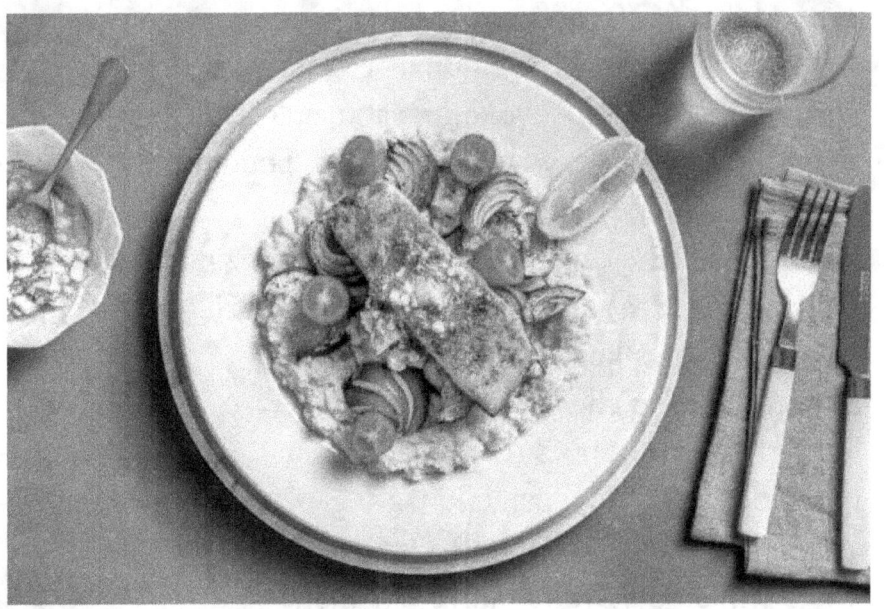

INGRIDIENTAI:
- ¾ puodelio (130 g) sorų
- 2 puodeliai (470 ml) vandens
- Košerinė druska ir šviežiai malti juodieji pipirai
- 3 šaukštai (45 ml) avokadų arba aukščiausios kokybės pirmojo spaudimo alyvuogių aliejaus, padalinti
- ½ stiklinės (75 g) džiovintų serbentų
- ¼ puodelio (12 g) smulkiai pjaustytų šviežių mėtų
- ¼ puodelio (12 g) smulkiai pjaustytų šviežių petražolių
- 3 vidutinės morkos
- 1½ šaukšto (9 g) harisos
- 1 arbatinis šaukštelis (6 g) medaus
- 1 skiltelė česnako, susmulkinta
- ½ arbatinio šaukštelio maltų kmynų
- ½ arbatinio šaukštelio malto cinamono
- 4 (4-6 uncijos, 115-168 g) lašišos filė
- ½ vidutinio angliško agurko, supjaustyto
- 2 supakuoti puodeliai (40 g) rukolos
- 1 receptas Mėtų jogurto padažas

INSTRUKCIJOS

a) Įkaitinkite orkaitę iki 425°F (220°C arba 7 dujų ženklo).
b) Įdėkite soras į didelį, sausą puodą ir skrudinkite ant vidutinės ugnies iki auksinės rudos spalvos 4-5 minutes. Įpilkite vandens ir žiupsnelį druskos. Vanduo purslės, bet greitai nusistovės. Užvirinkite. Sumažinkite ugnį iki minimumo, įmaišykite 1 valgomąjį šaukštą (15 ml) aliejaus, uždenkite ir troškinkite, kol didžioji dalis vandens susigers, 15-20 minučių. Nukelkite nuo ugnies

ir troškinkite puode 5 minutes. Kai atvės, įmaišykite serbentus, mėtas ir petražoles.
c) Tuo tarpu morkas nulupkite ir supjaustykite ½ colio (1,3 cm) storio apskritimais. Vidutiniame dubenyje išplakite 1½ šaukšto (23 ml) aliejaus, harisos, medaus, česnako, druskos ir pipirų. Sudėkite morkas ir išmaišykite, kad sumaišytumėte. Vienu sluoksniu paskleiskite pergamentu išklotos kepimo skardos krašteliu. Morkas pakepinkite 12 minučių.
d) Mažame dubenyje sumaišykite likusį ½ šaukšto (7 ml) aliejaus, kmynų, cinamono ir ½ arbatinio šaukštelio druskos. Aptepkite lašišos filė. Išimkite kepimo skardą iš orkaitės. Apverskite morkas, o lašišą išdėliokite kitoje pusėje. Skrudinkite, kol lašiša iškeps ir lengvai susisluoksniuos, 8–12 minučių, priklausomai nuo storio.
e) Norėdami patiekti, žolelių sorą padalinkite į dubenėlius. Ant viršaus uždėkite lašišos filė, skrudintų morkų, agurkų ir rukolos bei apšlakstykite mėtų jogurto padažu.

95. Tailandietiški kokoso kario dubenys

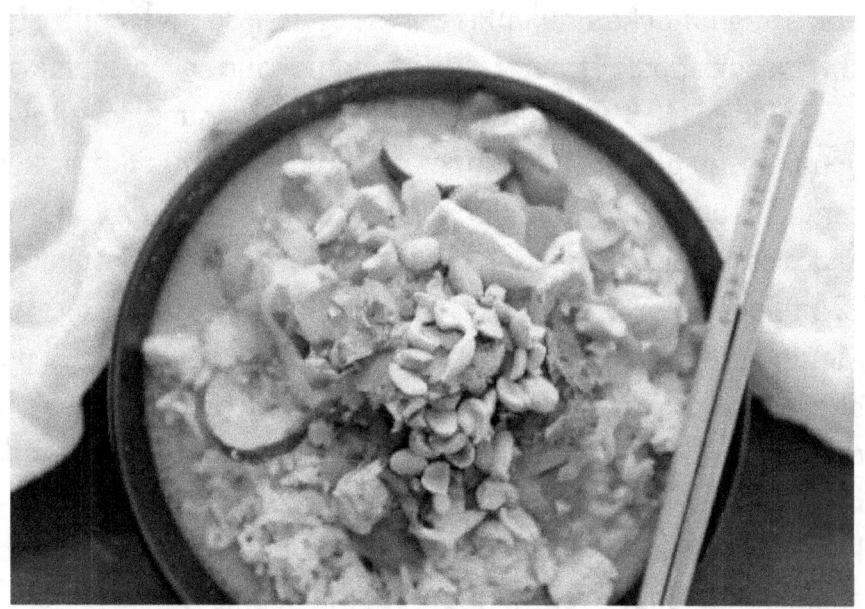

INGRIDIENTAI:

- 1 valgomasis šaukštas (14 g) kokosų aliejaus
- 3 skiltelės česnako, susmulkintos
- 1½ šaukšto (9 g) smulkiai supjaustyto šviežio imbiero
- 2 šaukštai (30 g) raudonojo tailandietiško kario pastos
- 1 (14 uncijų arba 392 g) skardinės nesaldinto kokosų pieno
- 1½ puodelio (355 ml) daržovių sultinio
- 1 laimas, nuluptas, tada supjaustytas griežinėliais
- Košerinė druska ir šviežiai malti juodieji pipirai
- 14 uncijų (392 g) ypač tvirto tofu, suspausto, nusausinto ir supjaustyto kubeliais
- 8 uncijos (225 g) šparaginės pupelės, apipjaustytos
- 2 arbatiniai šaukšteliai (10 ml) tamari
- 1 galva brokolių, supjaustytų žiedynais
- 16 uncijų (455 g) cukinijų makaronų
- 1 puodelis (70 g) susmulkintų raudonųjų kopūstų
- Skrudinti nesūdyti žemės riešutai, susmulkinti
- Susmulkinta šviežia kalendra

INSTRUKCIJOS

a) Įkaitinkite aliejų vidutiniame puode ant vidutinės ugnies. Sudėkite česnaką ir imbierą, išmaišykite, kad apsemtų, ir kepkite, kol pasidarys kvapnus, maždaug 30 sekundžių. Įmaišykite kario pastą ir virkite 1 minutę ilgiau. Įmaišykite kokosų pieną, sultinį ir laimo žievelę, pagardinkite druska ir pipirais. Užvirinkite, tada sumažinkite ugnį iki minimumo ir troškinkite 15 minučių. Įmaišykite tofu ir šparagines pupeles ir troškinkite 5 minutes ilgiau. Nukelkite nuo ugnies, įmaišykite tamari ir pagardinkite pagal skonį.

b) Tuo tarpu brokolius išvirkite garuose.
c) Norėdami patiekti, padalinkite cukinijų makaronus į dubenėlius. Ant viršaus uždėkite tofu ir šparaginių pupelių, brokolių ir kopūstų. Viršų užpilkite kario padažu, pabarstykite žemės riešutais ir kalendra ir įspauskite laimo sulčių.

96. Vegetariški sušių dubenys

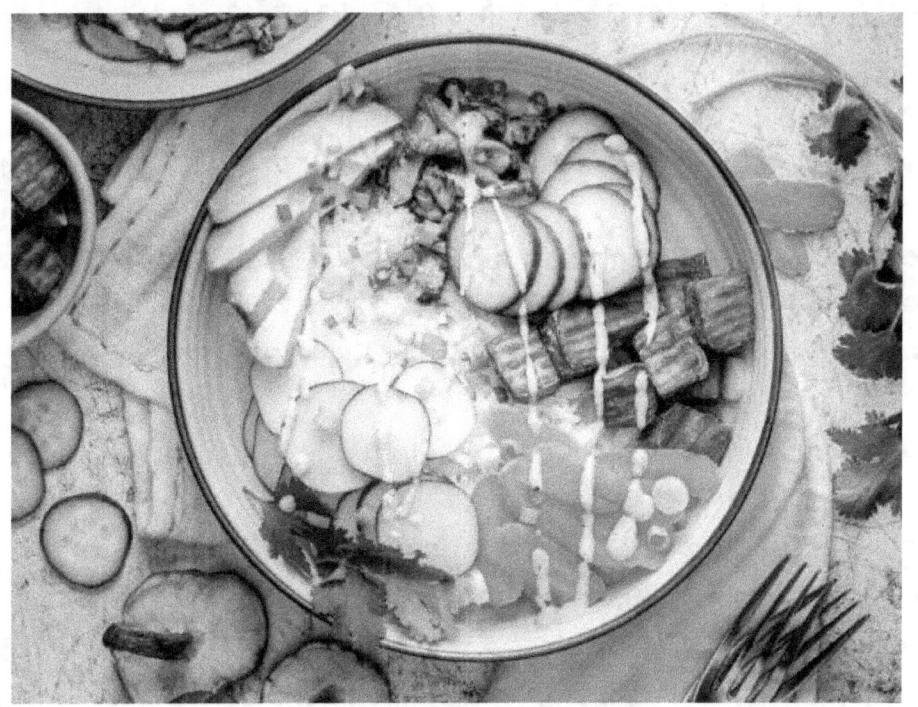

INGRIDIENTAI:
- 1 puodelis (165 g) rudųjų ryžių
- 2 puodeliai (470 ml) plius 2 šaukštai (30 ml) vandens, padalinti
- Košerinė druska ir šviežiai malti juodieji pipirai
- 14 uncijų (392 g) itin tvirto tofu, suspausto ir nusausinto
- ¼ puodelio (60 ml) sojų padažo
- 2 šaukštai (30 ml) ryžių acto
- 1 arbatinis šaukštelis (6 g) medaus 2 skiltelės česnako, susmulkintos
- 2 vidutinės morkos, nuluptos ir susmulkintos juostelėmis
- ½ agurko be sėklų, plonais griežinėliais
- 2 avokadai, nulupti, be kauliukų ir plonais griežinėliais supjaustyti
- 2 laiškiniai svogūnai, plonais griežinėliais
- Susmulkintas nori
- sezamo sėklos
- 1 receptas Miso-imbiero padažas

INSTRUKCIJOS

a) Įkaitinkite orkaitę iki 400 °F (200 °C arba 6 dujų žymos).
b) Į vidutinį puodą suberkite ryžius, 2 puodelius (470 ml) vandens ir žiupsnelį druskos ir užvirinkite. Sumažinkite ugnį iki minimumo, uždenkite ir virkite, kol ryžiai suminkštės, 40–45 minutes. Nukelkite nuo ugnies ir 10 minučių troškinkite ryžius uždengę dangtį.
c) Tuo tarpu tofu supjaustykite trikampiais. Sekliame inde išplakite sojos padažą, ryžių actą, likusius 2 šaukštus

(30 ml) vandens, medų ir česnaką. Įpilkite tofu, švelniai maišykite, kad susimaišytų, ir marinuokite mažiausiai 10 minučių.
d) Išdėliokite tofu vienu sluoksniu ant kepimo skardos su apvadu, o likusį marinatą išmeskite. Kepkite, kol tofu dugnas lengvai paruduos, maždaug 12 minučių. Apverskite tofu ir kepkite dar 12 minučių.
e) Norėdami patiekti, padalinkite ryžius į dubenėlius. Ant viršaus uždėkite tofu, morką, agurką ir avokadą. Papuoškite laiškiniais svogūnais, nori ir sezamo sėklomis ir apšlakstykite Miso-imbiero padažu.

97. Žiediniai kopūstai Falafel Power Bowls

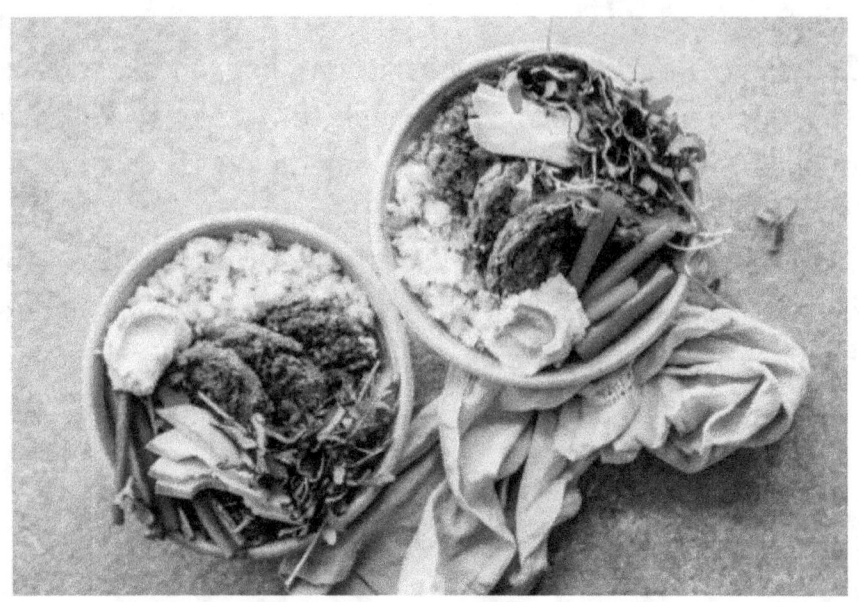

INGRIDIENTAI:
- 3 puodeliai arba 2 (15 uncijų arba 420 g) skardinės avinžirnių, nusausinti ir nuplauti
- 1 mažas raudonasis svogūnas, grubiai pjaustytas
- 2 skiltelės česnako
- 2 šaukštai (30 ml) šviežiai spaustų citrinų sulčių
- ½ puodelio (24 g) šviežių petražolių lapų
- ½ supakuoto puodelio (8 g) šviežių kalendros lapų
- 2 arbatiniai šaukšteliai (4 g) maltų kmynų
- 1 arbatinis šaukštelis (2 g) maltos kalendros
- $1/8$ arbatinio šaukštelio kajeno pipirų
- Košerinė druska ir šviežiai malti juodieji pipirai
- 3 šaukštai (24 g) universalių miltų
- 1 arbatinis šaukštelis (5 g) kepimo miltelių
- 1 valgomasis šaukštas (15 ml) avokadų arba aukščiausios kokybės pirmojo spaudimo alyvuogių aliejaus
- 16 uncijų (455 g) ryžių žiedinių kopūstų
- 2 arbatiniai šaukšteliai (4 g) za'atar
- 2 supakuoti puodeliai (40 g) rukolos
- 1 vidutinė raudonoji paprika, išimama iš šerdies ir susmulkinta
- 2 avokadai, nulupti, be kauliukų ir supjaustyti kubeliais
- Raudonųjų kopūstų arba burokėlių rauginti kopūstai
- Humusas

INSTRUKCIJOS
a) Jei naudojate džiovintas pupeles, suberkite avinžirnius į vidutinį dubenį ir užpilkite vandeniu bent 1 colio (2,5 cm). Leiskite jiems stovėti kambario temperatūroje 24 valandas neuždengtus.
b) Įkaitinkite orkaitę iki 375°F (190°C arba 5 dujų ženklo).

c) Į virtuvinio kombaino dubenį suberkite nusausintus avinžirnius, svogūną, česnaką, citrinos sultis, petražoles, kalendrą, kmynus, kalendrą, kajeną, 1 arbatinį šaukštelį (6 g) druskos ir ¼ arbatinio šaukštelio pipirų. Pulsuokite apie 10 kartų, kol avinžirniai susmulkins. Nubraukite dubens šonus, suberkite miltus ir kepimo miltelius ir plakite, kol mišinys gerai susimaišys.

d) Išgriebkite apie 2 šaukštus mišinio ir delnuose susukite į rutulį. Perkelkite į lengvai riebalais pateptą kepimo skardą ir mentele išlyginkite į ½ colio (1,3 cm) storio diską. Pakartokite su likusia mišinio dalimi.

e) Kepkite falafelius, kol iškeps ir suminkštės, 25–30 minučių, vieną kartą įpusėjus apversti.

f) Didelėje keptuvėje ant vidutinės ugnies įkaitinkite aliejų. Įpilkite ryžių žiedinių kopūstų, za'atar, druskos ir pipirų ir išmaišykite, kad susimaišytų. Virkite, retkarčiais pamaišydami, kol žiedinis kopūstas šiek tiek suminkštės, apie 3 minutes.

g) Norėdami patiekti, žiedinių kopūstų ryžius ir rukolą padalinkite į dubenėlius. Ant viršaus uždėkite falafelio pyragėlių, paprikos, avokado, raugintų kopūstų ir kaušelio humuso.

98. Juodosios pupelės ir „Chorizo" dubenys

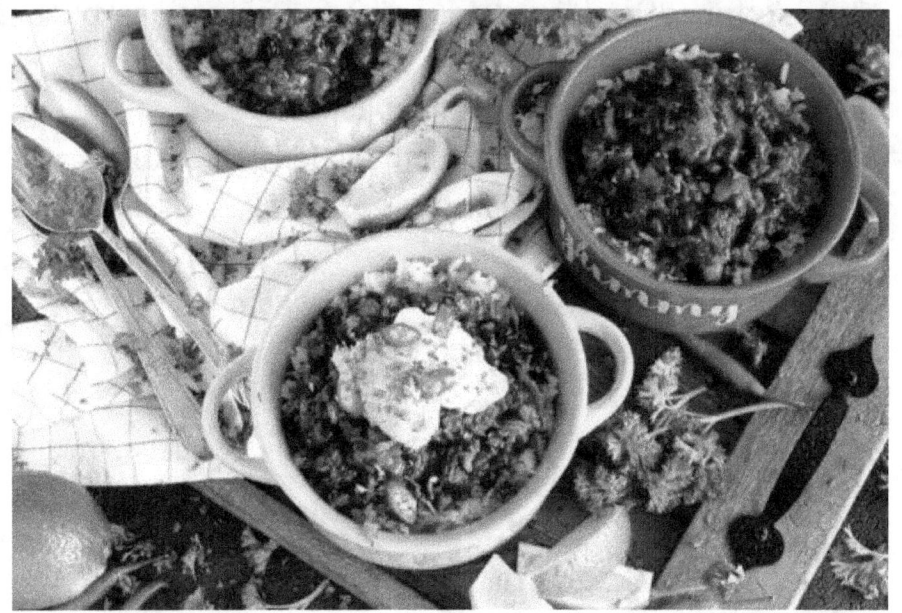

INGRIDIENTAI:
- 3 puodeliai (90 g) kūdikių špinatų
- 2 šaukštai (30 ml) avokadų arba aukščiausios kokybės pirmojo spaudimo alyvuogių aliejaus, padalinti
- 8 uncijos (225 g) ryžių žiedinių kopūstų
- Košerinė druska ir šviežiai malti juodieji pipirai
- ¼ puodelio (4 g) smulkiai pjaustytos šviežios kalendros ir dar daugiau užpilui
- 8 uncijos (225 g) meksikietiško chorizo arba
- soyrizo, žarnos pašalintos
- 4 dideli kiaušiniai
- 1 puodelis (200 g) juodųjų pupelių, nusausintų ir nuplautų
- Salsa
- ½ puodelio (120 ml) avokadų padažo
- Padalinkite špinatus į dubenėlius.

INSTRUKCIJOS

a) Didelėje keptuvėje ant vidutinės ugnies įkaitinkite 1 valgomąjį šaukštą (15 ml) aliejaus. Suberkite ryžius pjaustytus žiedinius kopūstus ir pagardinkite druska bei pipirais. Virkite, retkarčiais pamaišydami, kol žiedinis kopūstas įkais ir šiek tiek suminkštės, apie 3 minutes. Nukelkite nuo ugnies ir įmaišykite kalendrą. Padalinkite tarp dubenėlių. Švariai nuvalykite keptuvę.

b) Toje pačioje keptuvėje ant vidutinės ugnies įkaitinkite likusį 1 šaukštą (15 ml) aliejaus. Pridėti chorizo. Kepkite, sulaužydami mėsą mediniu šaukštu, kol iškeps ir gerai apskrus, 6–8 minutes. Naudodami kiaurasamtį perkelkite chorizo ant popierinių rankšluosčiu išklotos lėkštės.

c) Sumažinkite ugnį iki minimumo ir toje pačioje keptuvėje kepkite kiaušinius.
d) Kad patiektumėte, ant dubenėlių užpilkite chorizo, kiaušinio, juodųjų pupelių ir salsos.
e) Apšlakstykite avokadų padažu ir pabarstykite papildomai kalendra.

99. Slow Cooker Congee pusryčių dubenys

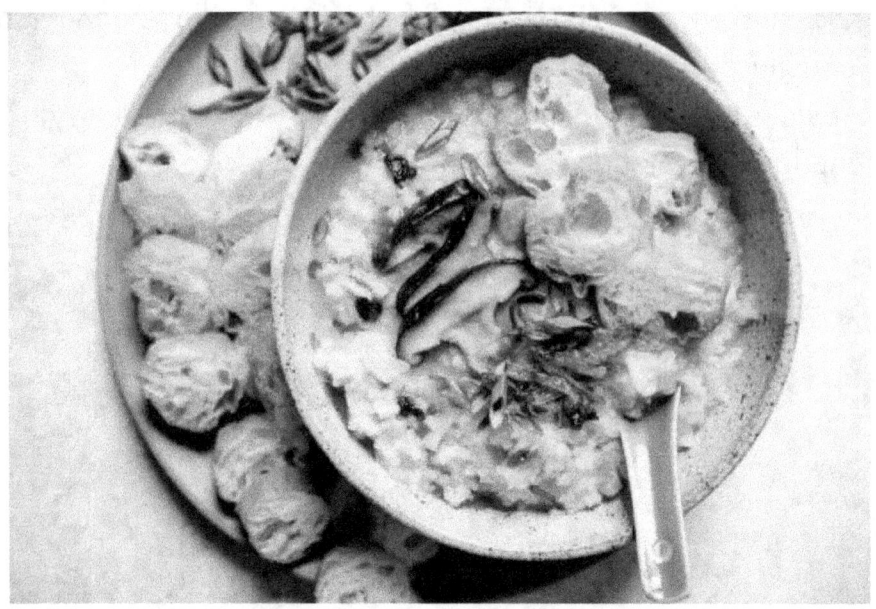

INGRIDIENTAI:

- ¾ puodelio (125 g) jazminų ryžių
- 4 puodeliai (940 ml) vandens
- 3 puodeliai (705 ml) daržovių arba vištienos sultinio
- 1 colio (2,5 cm) šviežio imbiero gabalėlis, nuluptas ir plonais griežinėliais
- Košerinė druska ir šviežiai malti juodieji pipirai
- 3 šaukštai (45 ml) avokadų arba aukščiausios kokybės pirmojo spaudimo alyvuogių aliejaus, padalinti
- 6 uncijos (168 g) grybų, geriausia cremini arba šitake, supjaustyti
- 6 puodeliai (180 g) kūdikių špinatų
- 4 dideli kiaušiniai
- Kimchi
- Svogūnėliai, plonais griežinėliais

INSTRUKCIJOS

a) Įpilkite ryžių, vandens, sultinio, imbiero ir 1 arbatinį šaukštelį (6 g) druskos į 3,2 litro (3,2 litro) ar didesnę lėtą viryklę ir išmaišykite. Uždenkite, sumažinkite ir virkite, kol ryžiai suirs ir taps kreminiai, maždaug 8 valandas.

b) Išimkite ir išmeskite imbierą. Išmaišykite, nubraukite lėtos viryklės šonus ir dugną. Padalinkite gėlę tarp dubenėlių.

c) Didelėje keptuvėje ant vidutinės-stiprios ugnies įkaitinkite 1 valgomąjį šaukštą (15 ml) aliejaus. Suberkite grybus, pagardinkite druska ir pipirais ir troškinkite, kol suminkštės, maždaug 5 minutes. Šaukštu užpilkite košės.

d) Toje pačioje keptuvėje ant vidutinės ugnies įkaitinkite 1 valgomąjį šaukštą (15 ml) aliejaus. Suberkite špinatus ir virkite, retkarčiais pamaišydami, kol suvys, maždaug 2 minutes. Padalinkite špinatus tarp dubenėlių.
e) Toje pačioje keptuvėje įkaitinkite likusį 1 valgomąjį šaukštą (15 ml) aliejaus ir apkepkite kiaušinius.
f) Į dubenėlius supilkite kiaušinius ir uždėkite kimchi ir svogūnus.

100. Grikių ir juodųjų pupelių pusryčių dubenys

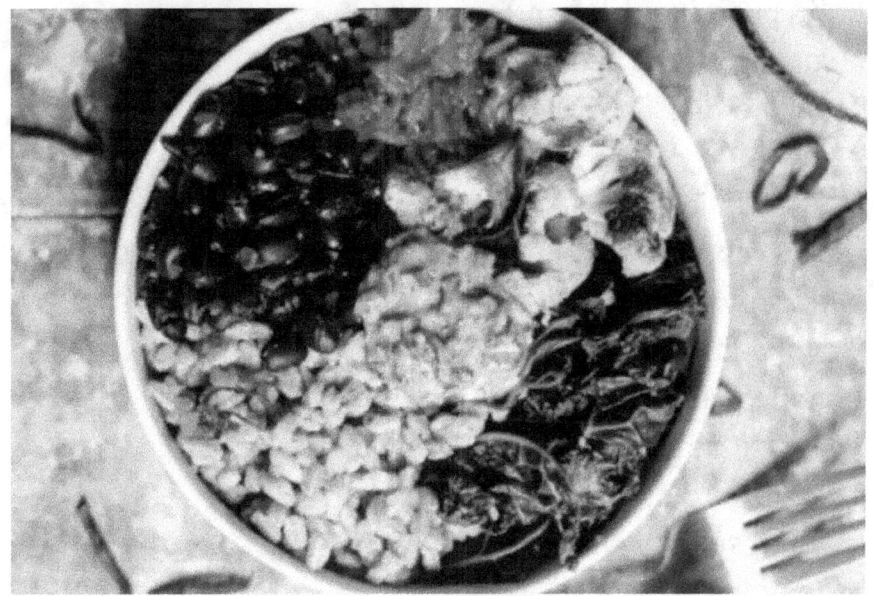

INGRIDIENTAI:

- ¾ puodelio (125 g) kasha grikių
- 1¹/₃ puodeliai (315 ml) vandens
- ½ šaukšto (7 g) nesūdyto sviesto
- Košerinė druska ir šviežiai malti juodieji pipirai
- 4 puodeliai (520 g) garuose virtų kopūstų
- 1½ puodelio (300 g) arba 1 (15 uncijų arba 420 g) skardinės juodųjų pupelių, nusausintų ir nuplautų
- 4 kietai virti kiaušiniai
- 2 avokadai, nulupti, be kauliukų ir sutrinti
- 1 arbūzo ridikas, plonais griežinėliais
- Trupinta feta
- 1 receptas Miso-imbiero padažas
- sezamo sėklos
- Alepo pipirai

INSTRUKCIJOS

a) Vidutiniame puode sumaišykite grikius, vandenį, sviestą ir žiupsnelį druskos. Užvirinkite, tada sumažinkite ugnį iki minimumo, uždenkite ir troškinkite, kol suminkštės, 15-20 minučių.

b) Norėdami patiekti, padalinkite grikius į dubenėlius. Ant viršaus uždėkite garuose virtų kopūstų, pupelių, griežinėliais pjaustyto kietai virto kiaušinio, avokado, ridikėlių ir fetos. Apšlakstykite Miso-imbiero padažu ir pabarstykite sezamo sėklomis bei Aleppo pipirais.

IŠVADA

Kai baigiame kelionę po „Džiaugsmo vaivorykštinius dubenis", tikiuosi, kad jūsų virtuvė tapo spalvų, skonio ir mitybos prieglobsčiu. Ši kulinarijos knyga nėra tik receptų rinkinys; tai džiaugsmo, kurį sukelia skanus sveikas ir skanus maistas, kuris prisideda prie jūsų sveikesnio ir gyvybingesnio, šventė.

Dėkoju, kad prisijungėte prie šio skonių, spalvų ir džiaugsmo, kurį teikia jūsų kūno maitinimas, tyrinėjimai. Tegul šie dubenys tampa pagrindine jūsų kulinarinio repertuaro dalimi, į kasdienį maistą įnešantys ne tik mitybos, bet ir malonumo.

Kai skanaujate paskutinius šių dubenėlių šaukštus, jums gali priminti, kad džiaugsmą galima rasti kiekviename kąsnyje, o sveikatingumas - tai kelionė, kuri prasideda nuo pasirinkimų, kuriuos darome savo virtuvėje. Štai džiaugsmas maitinti savo kūną, po vieną spalvingą dubenį. Laimingos ir sveikos mitybos!

www.ingramcontent.com/pod-product-compliance
Lightning Source LLC
Chambersburg PA
CBHW071321110526
44591CB00010B/978